Curso de Reiki para Niños

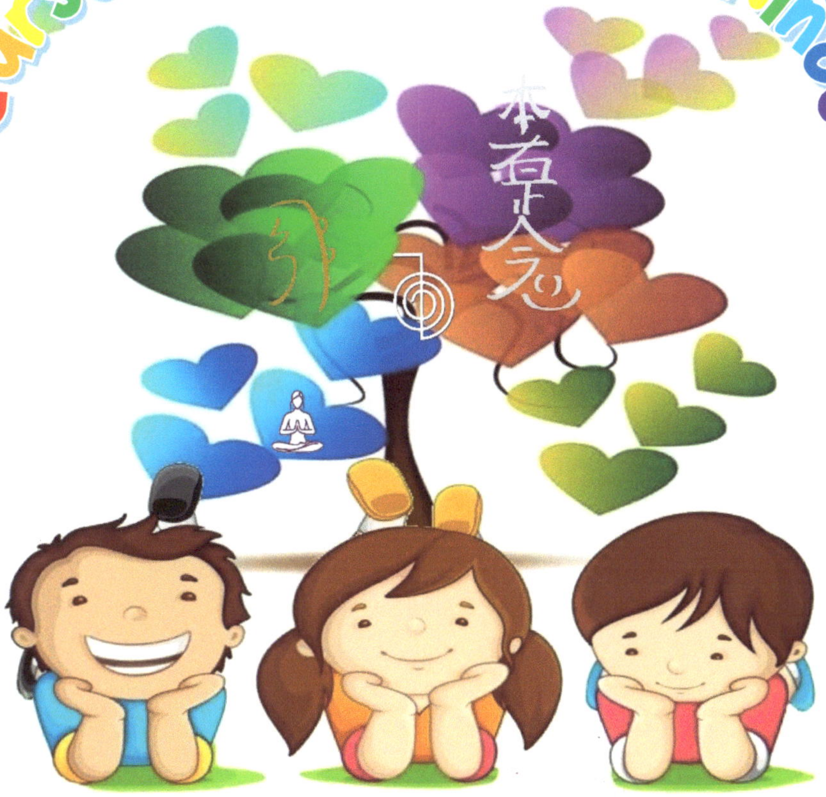

REIKI

Curso impartido por:

Magaly Cintrón

Escritora, posee un bachillerato en Educación y una Certificación Máster Reiki

Para matricularte en este curso de Reiki para Niños, puedes escribirnos a la dirección de correo electrónico que te presentamos y solicitar la información del mismo. De esta manera estarás cursando paso a paso con tu Sensei de Reiki, quien te guiará durante este proceso de transformación. Para validar este curso, recibirás un certificado personalizado.

Nota: Obtener este manual sin comunicarte con nosotros, no certifica ni valida que has cursado Reiki para Niños

Email: geodapr@gmail.com

Sitio Web: http://semillasdeenergia.wix.com/conucodeenergia

Búscanos en Facebook y YouTube como Geoda, Puerto para la Energía Holística

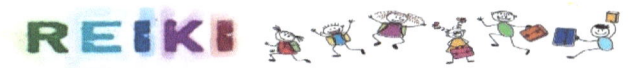

Manual 2018. Este manual no puede ser modificado o alterado

REIKI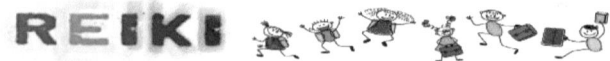

Papi, mami permite que tu pequeño se conecte con la luz que vive en su interior, para sanar y armonizar su vida.

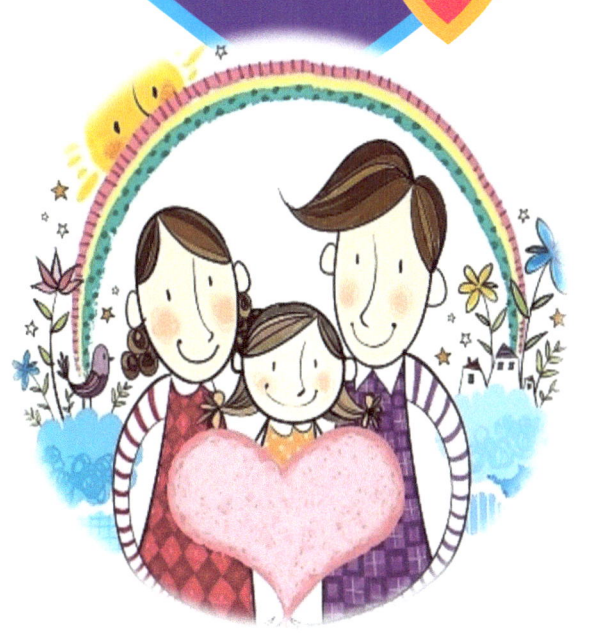

Yo _____, padre/madre de _____ acepto que mi hijo participe del Curso de Reiki para Niños que Geoda, Puerto Para La Energía Holística, ofrece.

Yo_____soy un niño(a) feliz por eso quiero aprender Reiki.

_____
Firma Padre/Madre

_____
Firma Maestra de Reiki

_____
Fecha

Ver en Youtube:
https://www.youtube.com/watch?v=2rG2V4fggw8&t=7

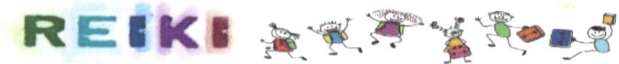

AGRADECEMOS...
A nuestro Padre Celestial por regalarnos nuestro SER y Energía Vital

AGRADECEMOS...
A nuestros padres por darnos la experiencia de vida

AGRADECEMOS...
A todos nuestros maestros que han guiado nuestros pasos día a día

AGRADECEMOS...
A todos los que lleguen y se conviertan en nuestros maestros dándonos nuevas enseñanzas de luz divina

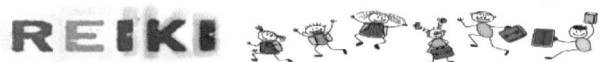

CONTENIDO

PREFACIO **9**

QUÉ ES REIKI	11
BENEFICIOS DEL REIKI PARA NIÑOS	13
TU SENSEI TE DA LA BIENVENIDA	14
REIKI ES ENERGÍA UNIVERSAL	17
EL CUENTO	21
PRINCIPIOS DEL REIKI	36
LA MEDITACIÓN	37
PLAN DE TRABAJO	40
APRENDIENDO A MANEJAR LA ENERGÍA	41
LOS CHACRAS	42
LOS SÍMBOLOS	48
PRÁCTICA DE LOS SÍMBOLOS	49
POSICIONES DE LAS MANOS	54
AUTOTRATAMIENTO	57
PUNTOS IMPORTANTES	59
TRATAMIENTO A OTRA PERSONA	69
REIKI A DISTANCIA	77
COMPROBACIÓN DE CONOCIMIENTOS	80
SENSACIONES	85
INICIACIÓN DE REIKI PARA NIÑOS	87
ARTETERAPIA	88
AMOR A LA MADRE TIERRA	92
CONTESTACIONES	96

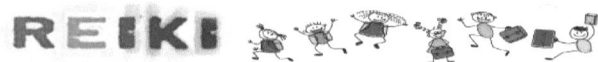

Prefacio

¿Sabes? Vivimos en un mundo muy interesante y divertido. Cuando pensamos en todo lo que podemos hacer como pintar, bailar, jugar, estudiar y aprender debemos recordar que siempre es bueno ponernos una meta. Una meta es un propósito de hacer algo bien hecho y que nos llene de alegría. Tenemos que hacer cosas que nos llenen de felicidad que podamos ayudar a los demás. Una de ellas es lograr que nuestros familiares, amigos y mascotas se sientan bien, aun aquellos que no conocemos.

Suena interesante y mágico ¿verdad? Es por esto que hoy te traemos una maravillosa forma con la cual podemos lograr que todos los seres vivis se sientan mejor. Esto incluye nuestras mascotas y plantas. Es un tratamiento llamado Reiki, que significa energía del Universo. Con ella aprendemos a sentirnos mucho mejor y a ayudar a los demás. Este curso te ayudará a ponerlo en práctica Adelante, anímate y acompañanos en esta gran aventura llamada Reiki.

Manos Limpias, Vamos a la Obra.

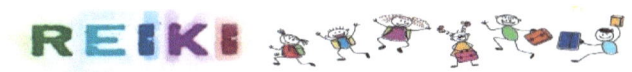

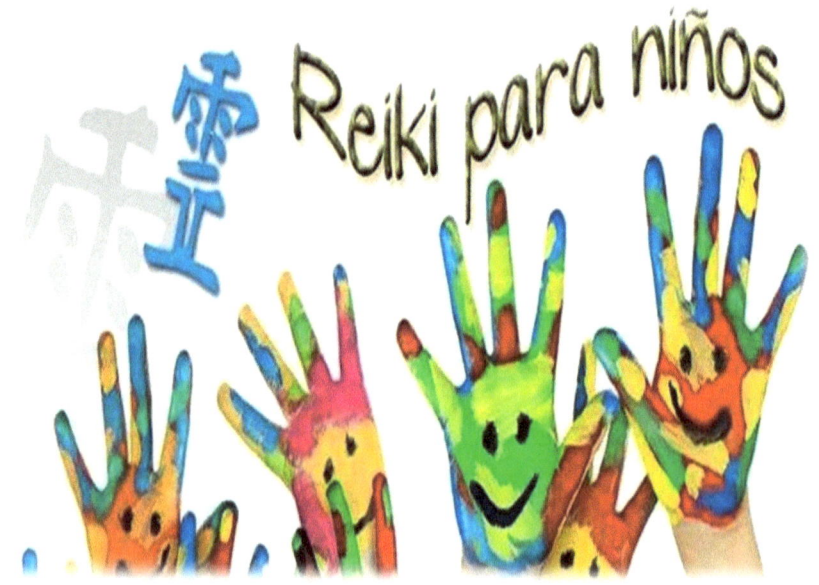
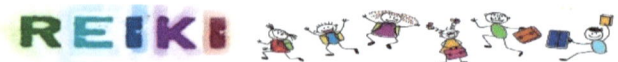

¿Qué es Reiki?

Cuando un niño se da un golpe en alguna parte de su cuerpo o le duele, la acción inmediata y natural es poner la mano o buscar la mano de los padres para que la pongan allí y sentirse protegidos... eso es Reiki. Es una técnica de canalización y transmisión de Energía Vital a través de la imposición de manos, que se utiliza para obtener paz y equilibrio en todos los niveles.

Reiki actúa en profundidad yendo a la raíz del problema físico o emocional, permitiendo que la emoción o el patrón de conducta que ha creado el desequilibrio se manifieste y sea sanado. También ayuda al crecimiento personal y a la expansión de la conciencia, aporta seguridad, arraigo, alegría y armonía. La práctica del Reiki, tanto para ellos como para otros, los va a ayudar a adquirir la conciencia necesaria para no tener que aprender basándose exclusivamente en errores.

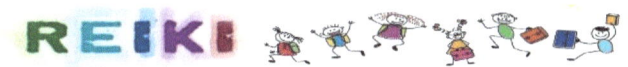

Así mismo, el sistema de los niños se equilibra, además sus estudios, la memoria, la voluntad, la alegría para jugar, para llevarse mejor con sus amigos y para entender de manera intuitiva lo que los rodea. El Reiki no es una religión ni filosofía, no hay que tener fe para que funcione.

Sólo si el niño desea ser reikista se inicia en el Primer y Segundo Nivel, siendo conscientes de que es muy importante respetar su libre albedrío, ellos deben decidir por sí mismos asistir a un curso.

Este curso está diseñado para niños 5 a 11 años. Cuando son menores de 5 años, aún no tienen la capacidad de decidir por sí mismos y cuando son mayores de 12, es más recomendable que asistan a un curso de adultos.

Ver en Youtube:
https://www.youtube.com/watch?v=XsINyR5lxfQ&t=81s

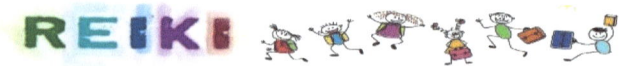

Beneficios del Reiki para Niños

Veamos algunos de los más importantes:

- Saber reconocer y manejar las emociones y sentimientos.
- Trabajar y desarrollar la empatía.
- Establecer fácilmente las relaciones con otros compañeros.
- Tomar decisiones propias.
- Estimular el pensamiento creativo.
- Conocerse un poco mejor a sí mismos y a su entorno.
- Más control de los arranques de ira.
- Comunicarse con los demás de una forma más afectiva, armoniosa y efectiva.
- Es muy útil para los pequeños que tienen dificultades para concentrarse.

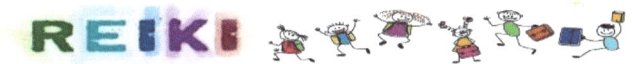

Tu Sensei te da la Bienvenida

¡¡¡Sí, por fin llego el gran día!!!

Con emoción y muchas ganas, estamos dando nuestros primeros pasos en el mundo de la medicina holística. En esta zona desconocida nos esperan muchas hermosas sorpresas.

Hoy comenzamos esta nueva aventura, la llegada de la Energía Universal. Una maravillosa experiencia, lo haremos juntos, tomaditos de las manos con dedicación y mucho amor.

Les tengo un gran secreto, una nueva palabra en sus cabecitas que los hará conocer un nuevo mundo donde podrán ayudar a muchas personas. ¿Quieres saber? Pues acércate, hoy aprenderás...

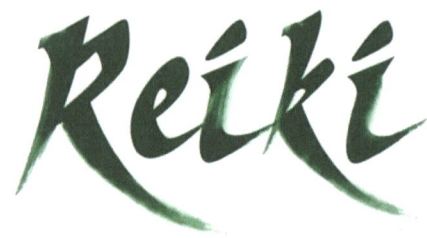

Te doy la bienvenida, porque pensantes en Geoda, porque nos elegiste libremente.

Porque pones en nuestras manos lo más preciando que tienes en tu vida, la confianza. Porque traes el amor y la inocencia para aprender conmigo a dar de ese amor que tienes en tu Corazón. Verás cómo aprendes a sanar con tus manos, aprenderás a liberar todas las ansiedades y vamos a aquietar todos los miedos. Vamos a superar muchas cosas y lograremos, sobre todo que siempre seas un niño feliz...

¡Gracias por confiar! Gracias por darnos la oportunidad de dejarnos guiarte en el sendero de la Energía Universal Reiki.

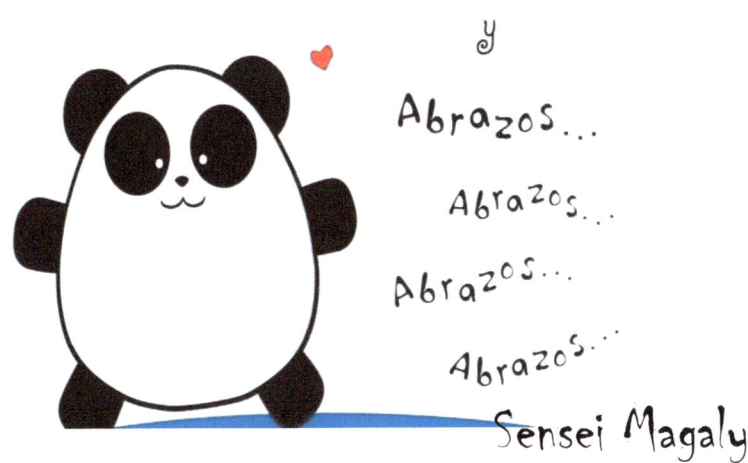

y Abrazos... Abrazos... Abrazos... Abrazos... Sensei Magaly

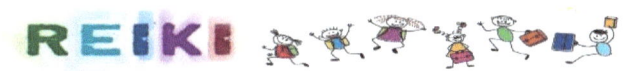

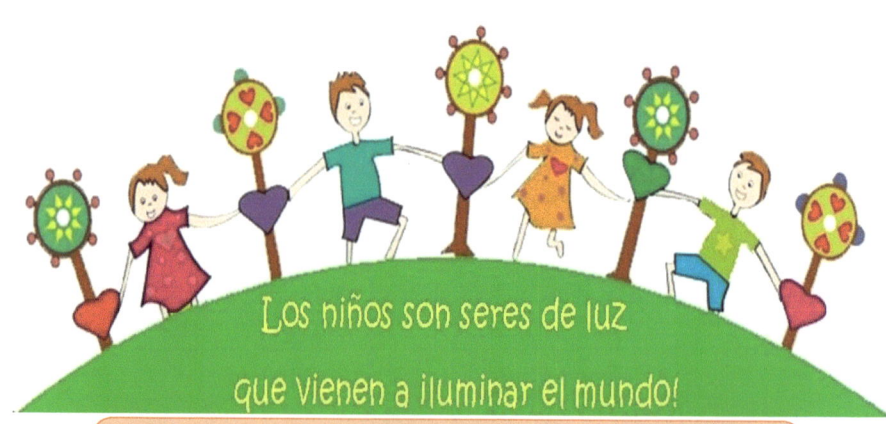

Los niños son seres de luz que vienen a iluminar el mundo!

Ver en Youtube:

https://www.youtube.com/watch?v=LciK5PUWpZA

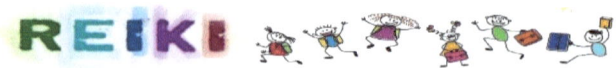

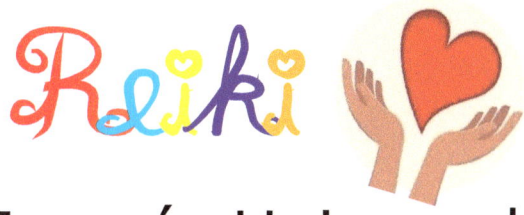

Es Energía Universal

Este curso pretende iniciar a los niños en la práctica de sanación, de forma divertida e interesante, para que aprendan a darse Reiki a sí mismos, a sus familiares, amiguitos, mascotas, plantas y a la Madre Tierra. Un niño aprende jugando, experimentando... y para enseñarle lo que es Reiki se tienen que adaptar las actividades a su ritmo y lenguaje, compartir la experiencia con ellos y disfrutarla al máximo.

Te ayudará a superar momentos difíciles, es una eficiente herramienta para cuando sufres la separación de tus padres, por la llegada de otro hermanito, partida de los abuelitos, para cuando sientes coraje, estás nervioso o triste y mucho más...

Esto será una experiencia gratificante, una conexión especial y divinamente maravillosa que vas a desarrollar entre tú y la Energía Universal...

¡Vamos a disfrutar de burbujas de amor!

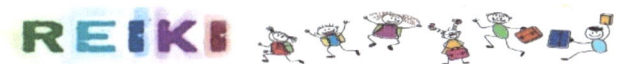

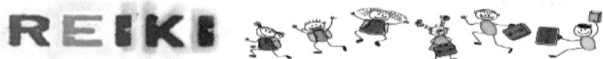

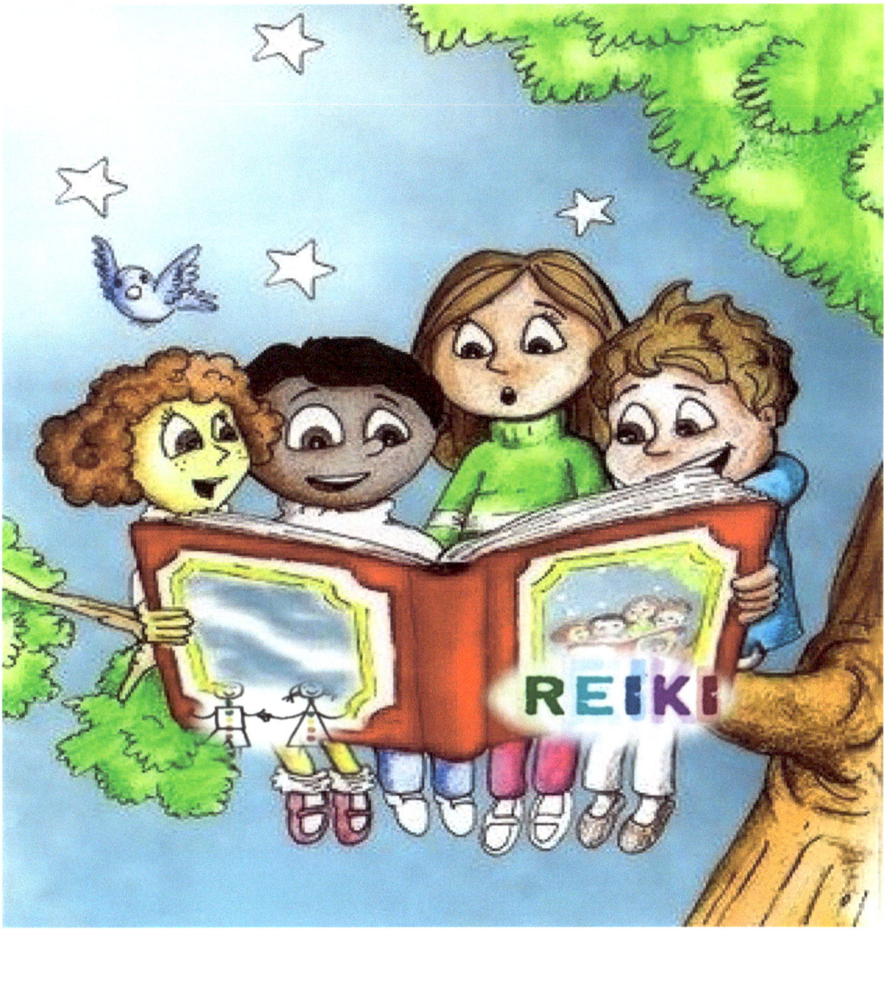

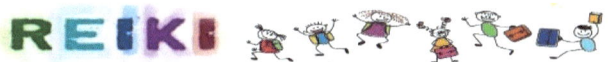

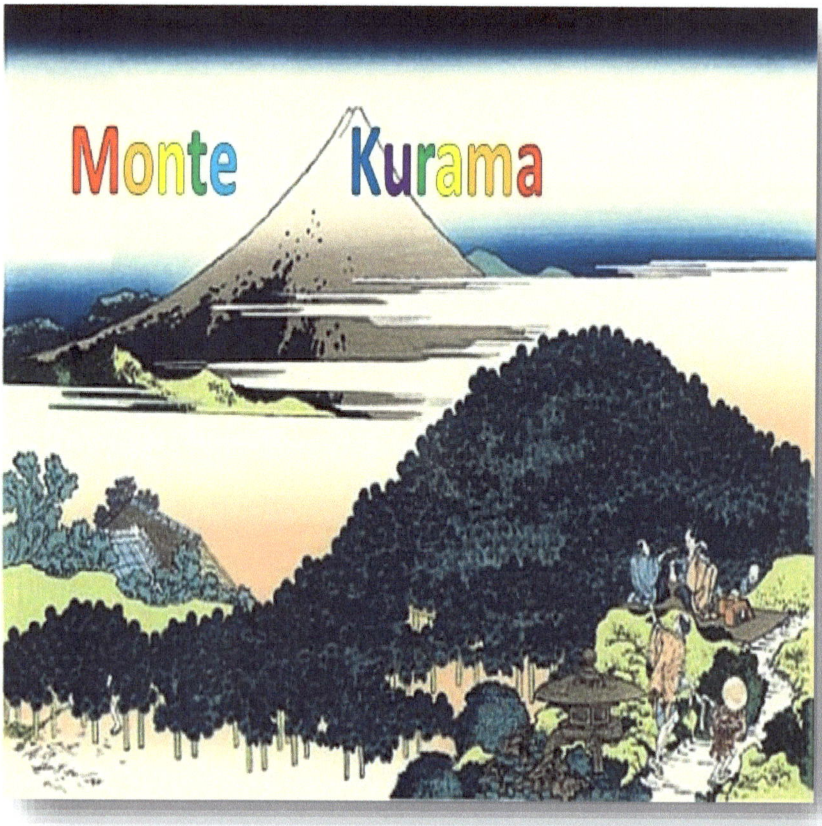

Monte Kurama

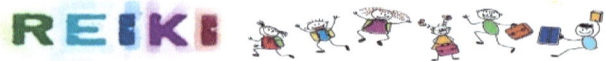

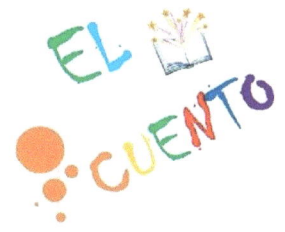

Muchísimos años atrás, un gran pueblo de sabios vivía en el monte más alto que existía en la tierra de Japón, se le conocía como el Monte Karuma.

La cima era donde más cerca te encontrabas del cielo, todos los sabios del pueblo subían allí. Pues en la parte más alta del monte se podían comunicar con las estrellas. Ellas enviaban su luz a todos los hombres sabios, para que la pudieran utilizar, con la luz se sentían mejor y ayudaban a curar sus enfermedades, en conjunto con la medicina que el médico del pueblo les daba. Esto ayudaba mucho a los médicos del pueblo, era una unión de sabiduría para curar a los enfermos.

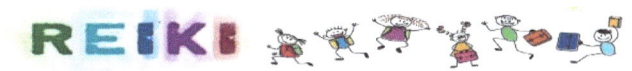

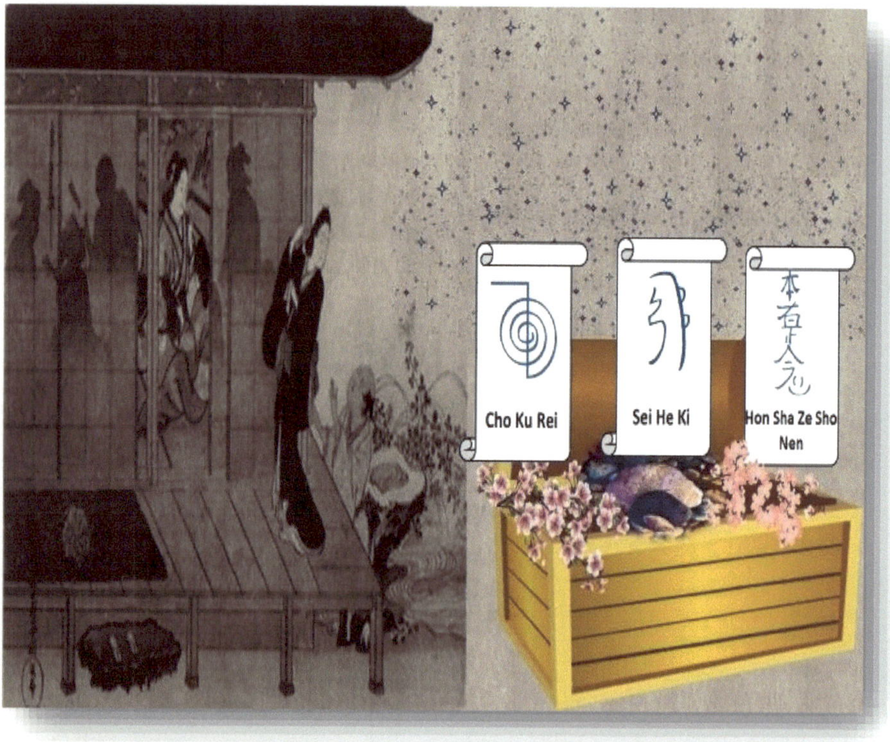

Cho Ku Rei · Sei He Ki · Hon Sha Ze Sho Nen

Para no olvidarse de cómo se comunicaban con las estrellas, escribieron en unos pergaminos los símbolos que les permitían comunicarse con ellas. Los guardaban en unos baúles llenos de flores y piedras que brillaban. Todas las personas del pueblo, incluyendo los niños, conocía el gran secreto que el Universo les había regalado a través de las estrellas.

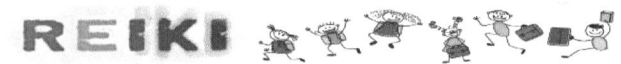

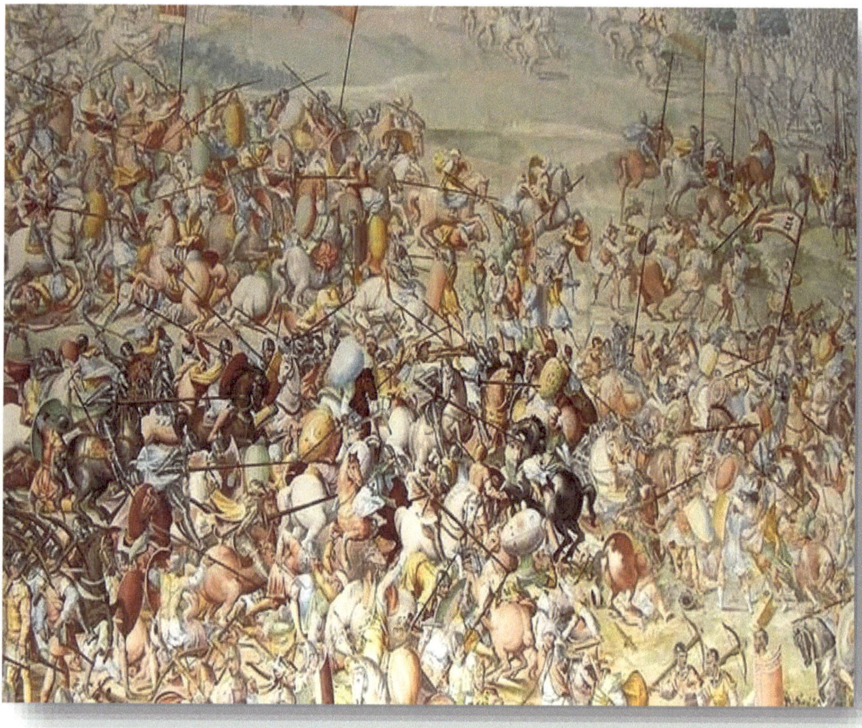

24

Al paso de los años comenzó una gran guerra y los hombres, mujeres y niños del pueblo se escondieron al igual que a los pergaminos en un lugar muy secreto del Monte Karuma, para que no los destruyeran. Cuando las cosas se pusieron muy peligrosas, ellos tuvieron que huir, dejando los pergaminos escondidos.

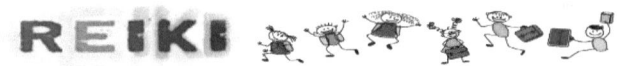

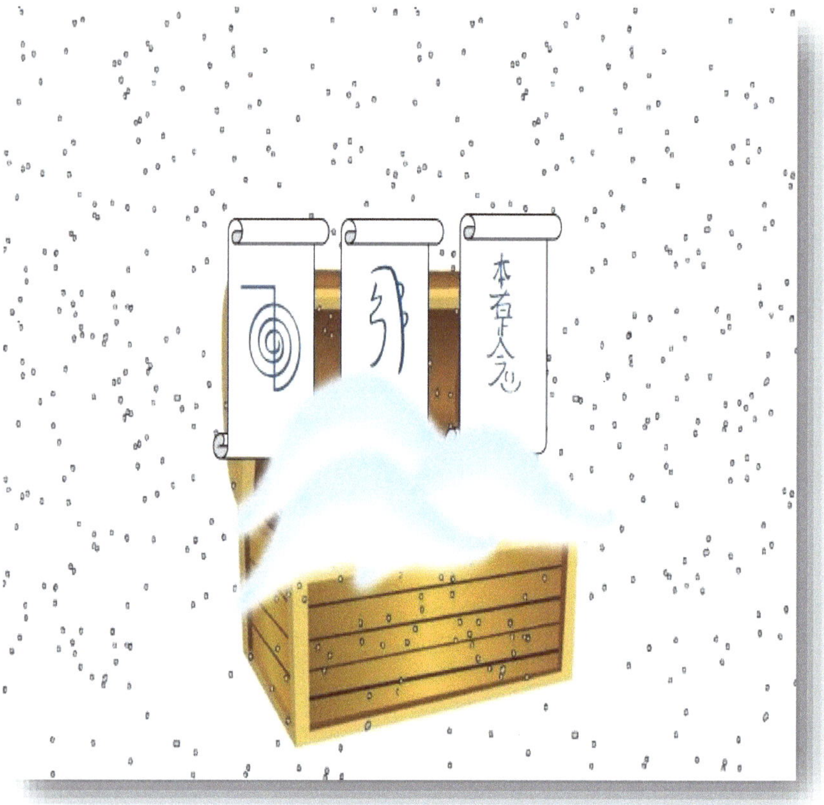

26

Llegó una gran nevada que cubrió todo el monte y al igual los pergaminos. Pasaron muchos años y nadie buscaba ni encontraba los pergaminos... habían quedado olvidados.

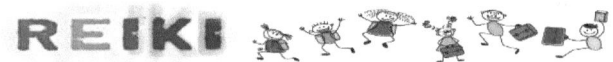

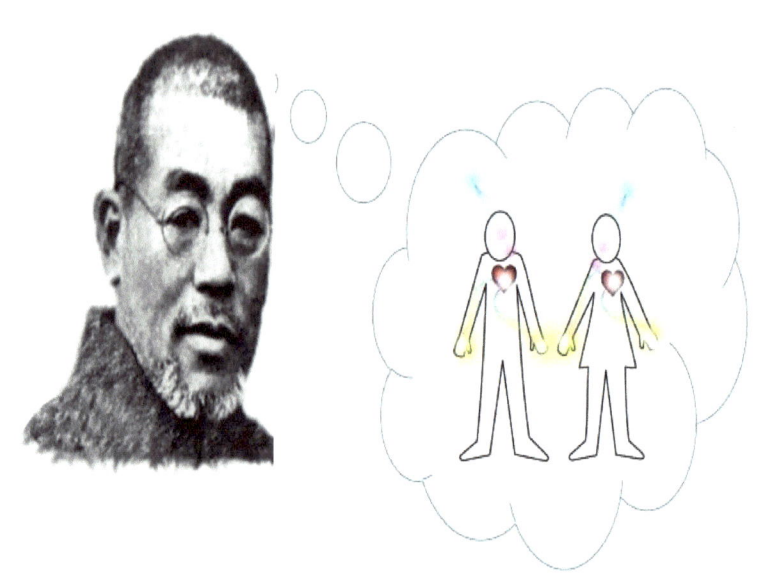
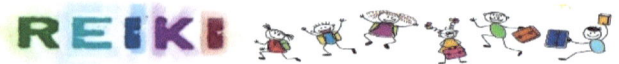

Al pasar muchos, muchos años un hombre llamado Mikao Usui, un japonés muy bueno, muy sabio y curioso quería saber si la historia que había escuchado desde niño era cierta. Una historia que cuenta que hubo un pueblo que se comunicaba con las estrellas. Él quería comunicarse y aprender cómo sanar con la energía de las estrellas. Las historias decían que la energía entra por la cabeza y baja a tu corazón haciéndolo brillar. Esa luz salía por las manos y hacía que las personas estuvieran felices, sanando a los enfermos o a los que estaban tristes.

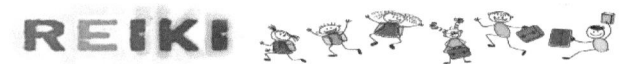

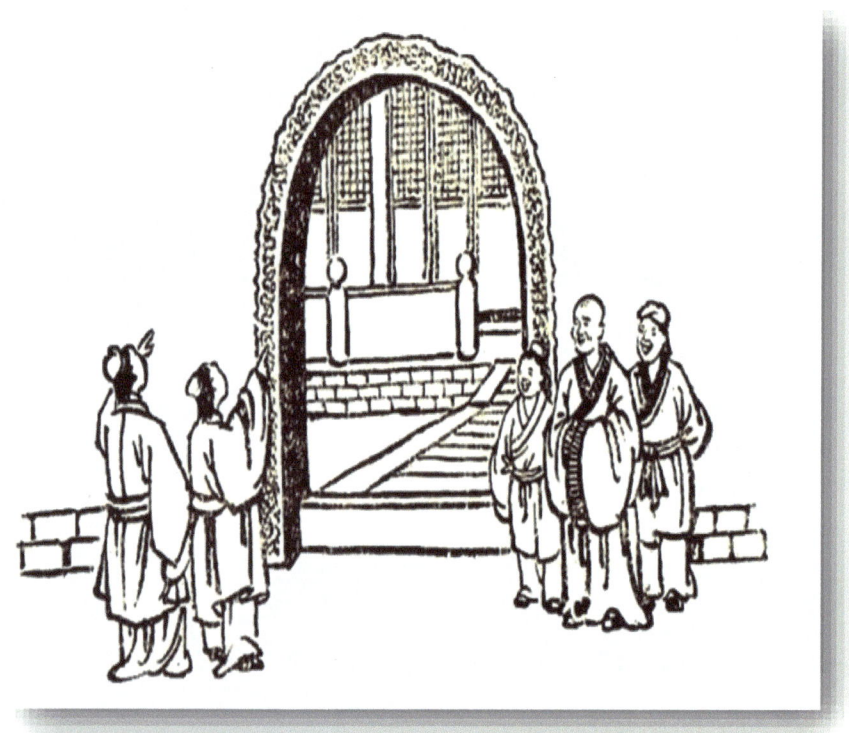

Mikao se dio a la tarea de encontrarlos... buscó y buscó por muchos pueblos. Un día encontró un monje y este le dijo: "Mikao, si quieres aprender a hablar con las estrellas, tienes que subir al Monte Karuma. Si el Universo te bendice encontrarás lo que buscas." Así subió a la cima del monte, para estar cerca de las estrellas y esperar que el Universo le diera la bendición. Allí pensó, meditó y rezó mucho.

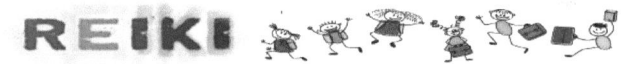

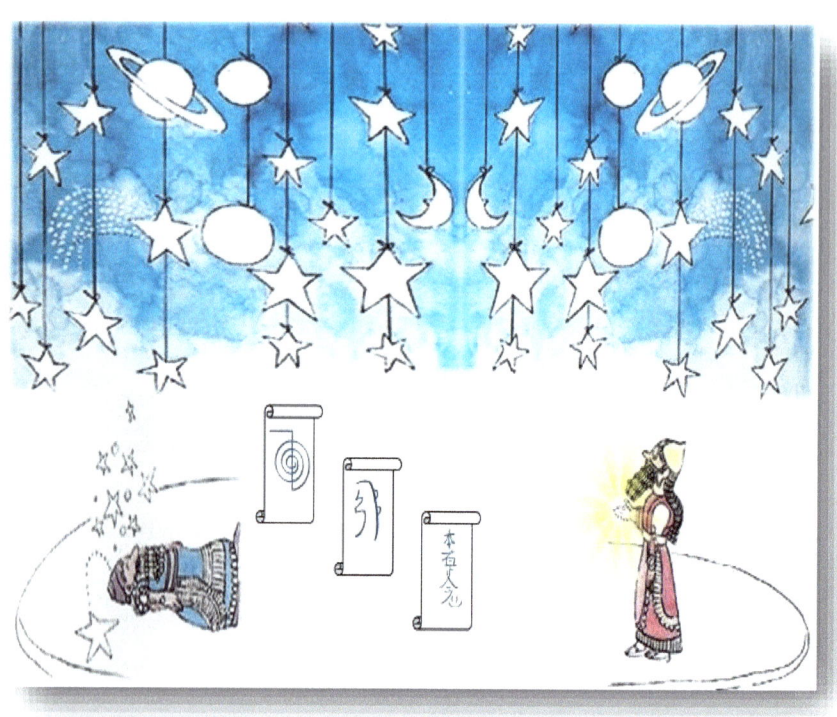

Después de 21 días, soñó que muchas bolitas de luz lo rodeaban, lo levantaron y lo llevaron con las estrellas. Comenzaron a bailar a su alrededor y les mostraron los pergaminos, le regalaron el conocimiento de sanar con la Energía Universal. Cuando se despertó notó que de sus manos salía una luz y que sentía una energía amorosa y sanadora.

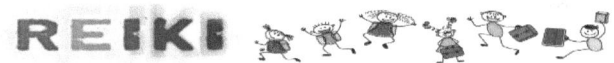

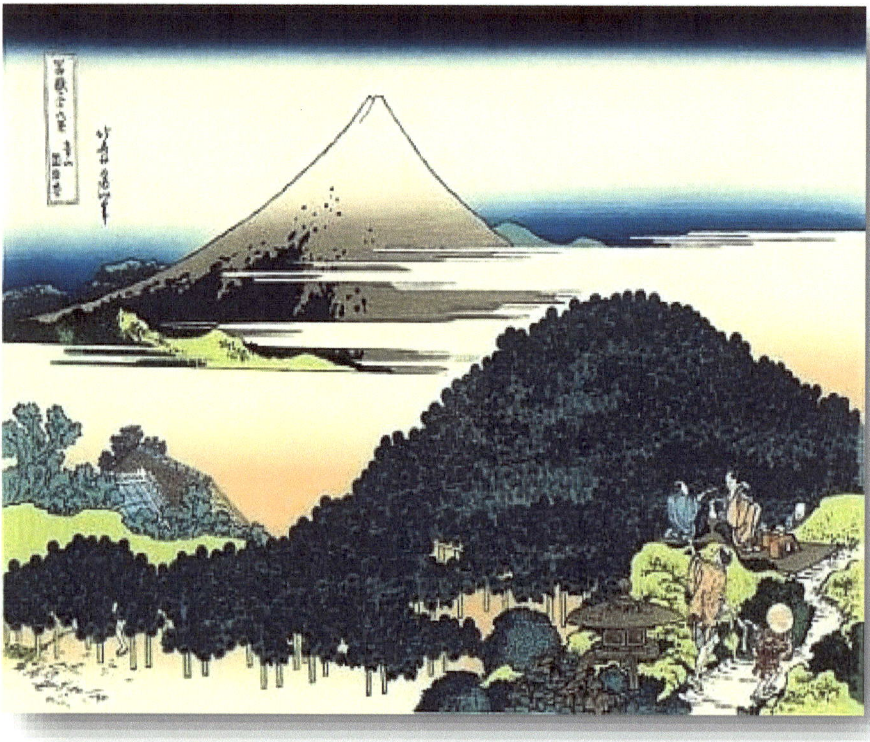

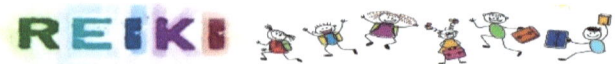

Se puso tan contento, que bajó corriendo del monte, practicó y compartió con todo el que quería aprender el secreto de las estrellas. Decidió que ya no sería secreto, todas las personas deberían conocer y aprender para que nunca más se perdieran esta bendición. Así todo el mundo podría utilizar la energía de Amor del Universo. A esa forma de utilizar la energía la nombró Reiki.

Cuando un niño pregunta, ¿Qué es el Reiki? La mejor forma de explicarlo es: El Reiki es como la magia, no se ve, pero la sientes.

Ver en Youtube:
https://www.youtube.com/watch?v=xI1zCkruASU

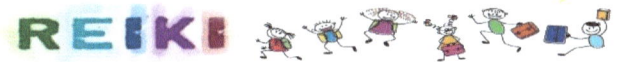

Principios de Reiki

Todos los juegos tienen unas normas que hay que seguir y estas son las normas para Reiki...

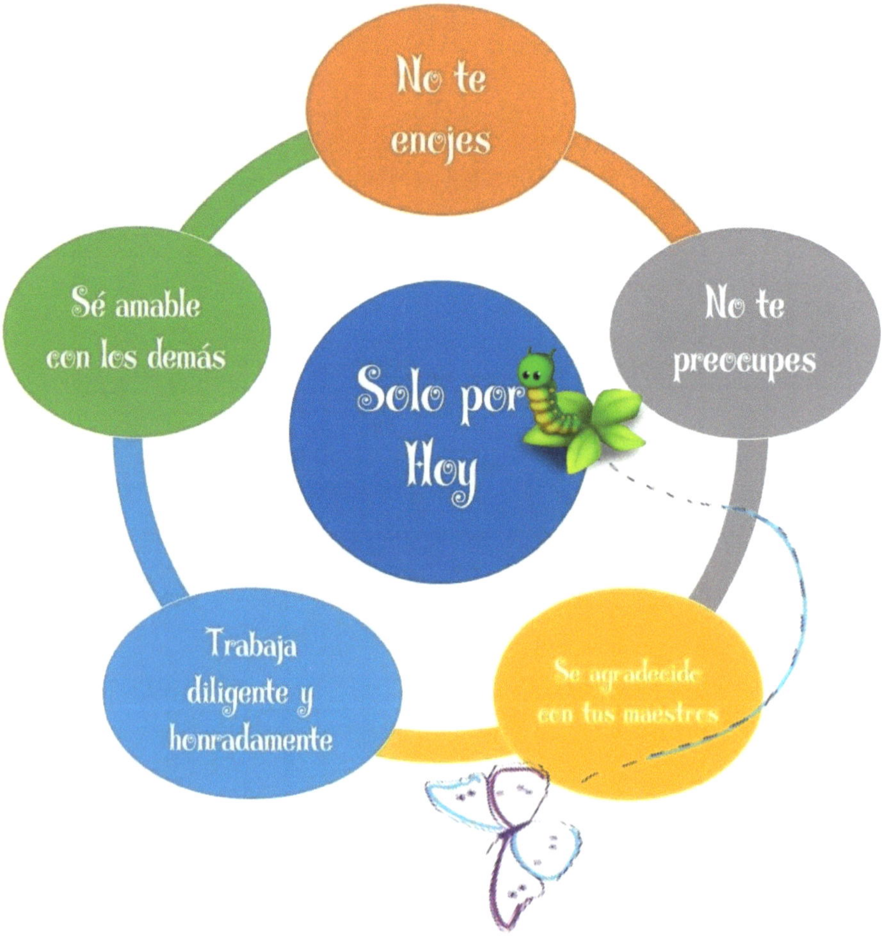

- No te enojes
- No te preocupes
- Sé agradecido con tus maestros
- Trabaja diligente y honradamente
- Sé amable con los demás

Solo por Hoy

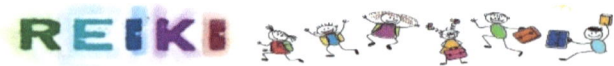

La meditación

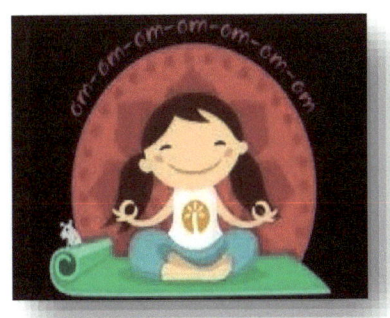

La meditación es muy importante, es llegar a un bosque tranquilo donde podemos apreciar todo lo que la madre naturaleza nos muestra, las aves con su canto, los ríos, la brisa fresca, las mariposas, las ranas como saltan de piedra en piedra, podemos ver hasta troncos grandes bajando por un rio hermoso.

La meditación es un lugar donde siempre estamos seguros y felices. Donde pintamos con nuestros ojos todo de colores brillantes.

Podemos meditar enfocando la atención en la respiración, en algo que estás viendo, en algo que estás haciendo con el objeto en tu mano, podremos calmar la mente. También puedes meditar sentándote con las manos en la barriga, en silencio, observando cómo sube y baja con la respiración.

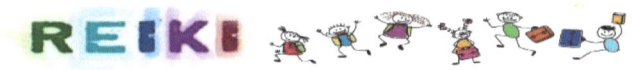

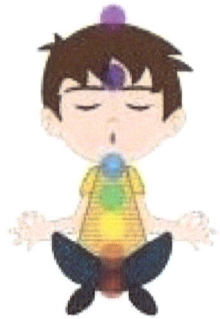

Meditar es permanecer quietos, en silencio, sabiendo que no hay que hacer nada más que hacer, solo respirar.

La meditación te regala los primeros tesoros:

Calma: el primer efecto que recibes con la meditación es calmarse, tranquilizarse.

Responsable: tanto de tus cosas materiales como tus emociones y tu felicidad.

Amor: quererte más a ti mismo.

Concentración: mejoras tu atención hacia lo que deseas.

Dormir: mejor y feliz.

Salud: mejoras tu sistema inmunológico, para que no te enfermes.

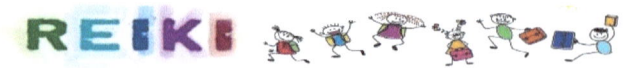

En la meditación hallarás una magnífica aliada para toda tu vida. Un rato, cada día, es suficiente para dominar la práctica de la meditación.

Ver en Youtube:

https://www.youtube.com/watch?v=FhPeHeEpEm0&t=4s

Ver en Youtube:

https://www.youtube.com/watch?v=ChDy7l-V5JY&t=112s

Ver en Youtube:

https://www.youtube.com/watch?v=ZJzzdQUn2do&t=49s

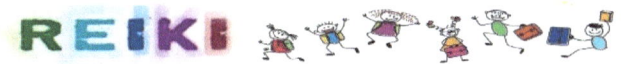

Plan de Trabajo

1. Debes leer el módulo de Reiki para Niños.
2. Completarás las hojas de práctica de los símbolos, debes saber trazarlo sin verlo.
3. Completarás la hoja de comprobación de aprendizaje y verificarás que todas las contestaciones estén correctas. De no ser así, repasa de nuevo hasta que conozcas el material.
4. Te prepararás para una meditación iniciación de Reiki para Niños.
5. Luego de la iniciación estás listo para practicar autotratamiento y tratamiento a otras personas, animales y plantas.

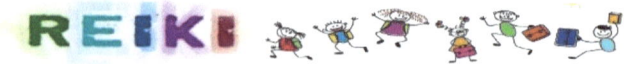

Aprendiendo a manejar la Energía

Realiza este ejercicio para comenzar a sentir la energía entre tus manos.

Sentado con la espalda recta, coloca ambas manos en frente de ti, dejando una distancia entre ambas. Acércalas y aléjalas varias veces como si tuvieras entre ellas una bola. Luego de repetirlo varias veces comenzarás a sentir que tienes algo, lo sientes, pero es invisible, ¡ESA ES LA ENERGÍA!

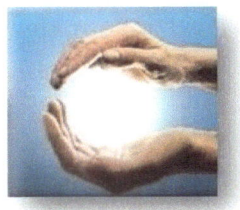 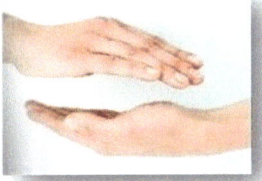 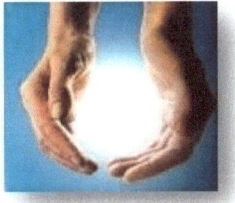

Visualiza que tienes una esfera de luz y una vez que la tienes dale un color. Colócala sobre tu cabeza y con los ojos cerrados imagínala recorriendo todo tu cuerpo hasta los pies. Luego sujétala entre tus manos y arrójala con fuerza al Universo. Puedes realizar esta práctica todos los días.

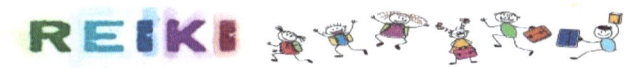

CHACRAS

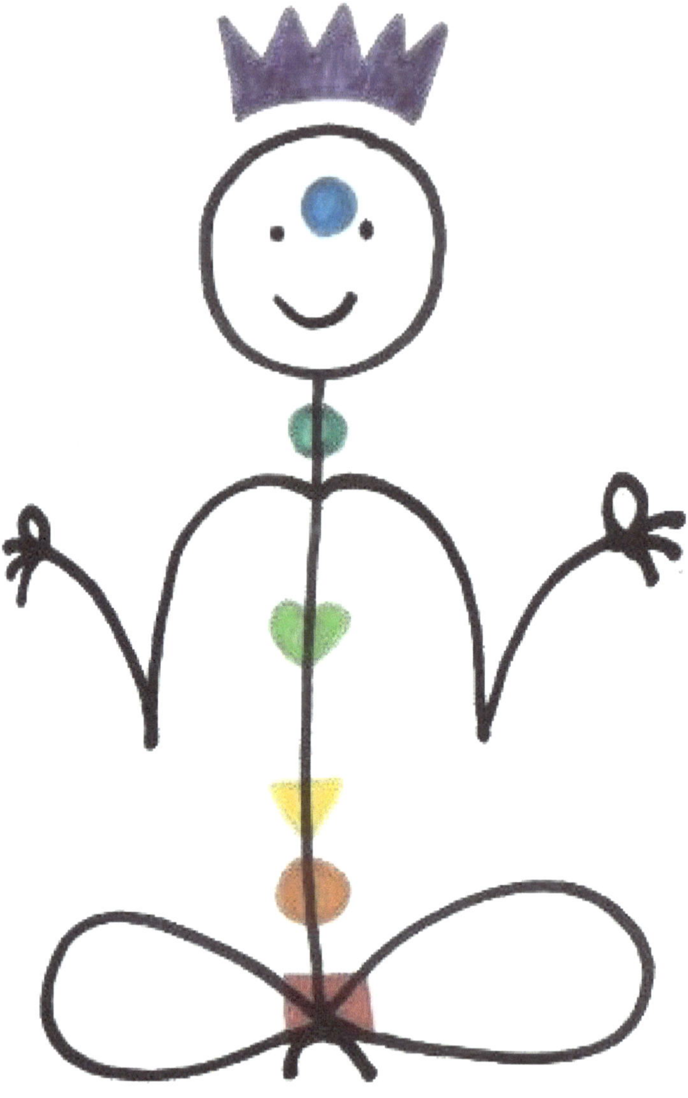

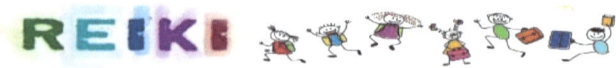

Los Chacras

Existen 7 estanques de Energía con colores que están dentro de nuestro cuerpo, les llamaremos Chacras. Cada uno tiene una función y un color. Estos estanques deben fluir rápido y deben estar limpios. Cuando se ensucian, hay que limpiarlos para que el agua fluya de forma natural y todo nuestro cuerpo esté tranquilo y sano. Si no los limpiamos, no podremos tener mucha alegría y estaremos tristes, peleando y enojados por todo. Eso no es bueno porque no podremos jugar, pasear e ir a la escuela a aprender con nuestros amiguitos.

Cuando logras limpiarlos tendrás un gran poder en tus manos y sentirás una gran fuerza y felicidad.

Ver en Youtube:
https://www.youtube.com/watch?v=WMFQkJxSsKM&t=

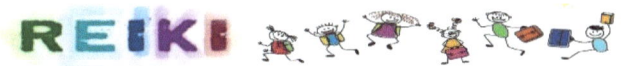

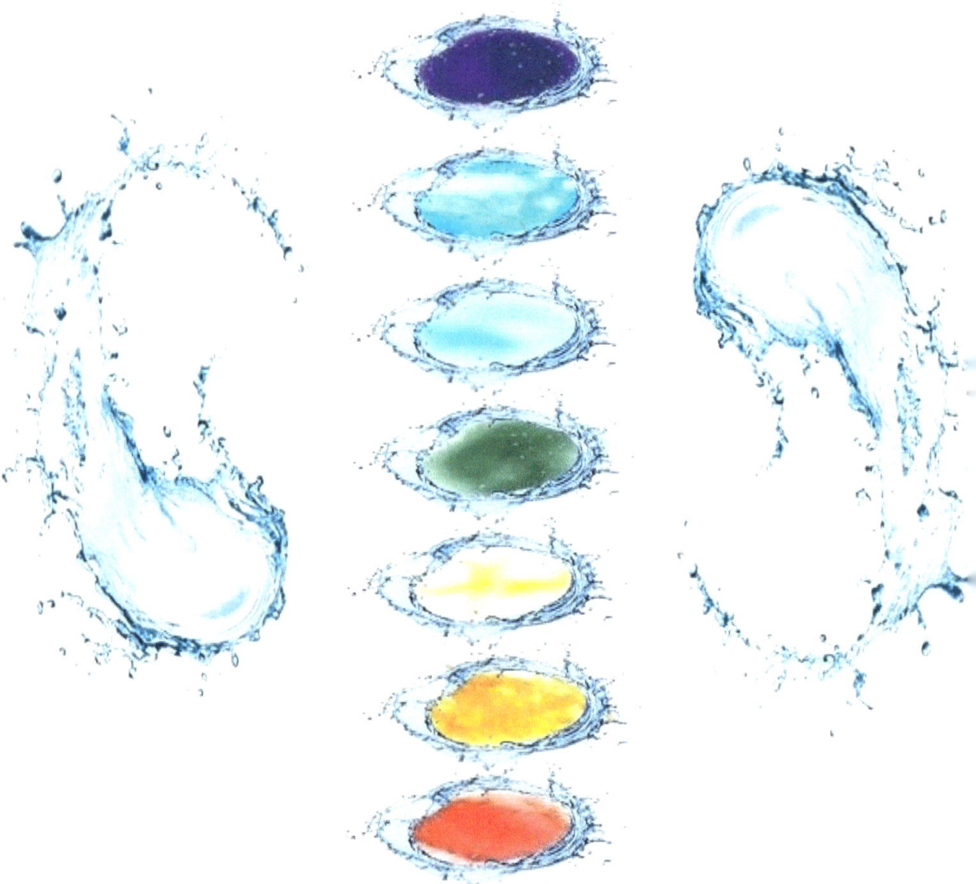

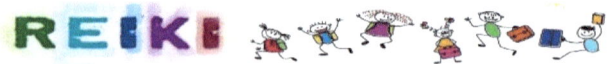

¿ESTÁS PREPARADO PARA CONOCER SU UBICACIÓN Y LIMPIARLOS?

PUES COMENCEMOS

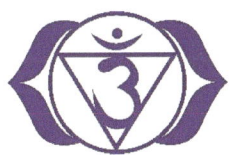

El séptimo es el estanque de energía violeta, nos conecta con el pensamiento y nos ayuda a conectarnos con la energía en estado puro.

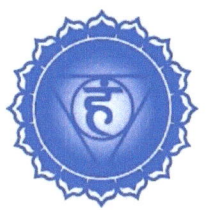

El sexto es el estanque de energía azul intenso y nos conecta con el conocimiento, está bloqueado por el pensamiento de que no somos iguales, todos somos iguales.

El quinto es el estanque de energía azul claro, nos conecta con el sonido y está bloqueado por las mentiras. Debes aceptarte como eres y vivir en la verdad.

El cuarto es el estanque de energía verde y nos conecta con el amor, nos libera de los sentimientos de pena. Deja que el dolor fluya y se transforme por el amor.

El tercero es el estanque de energía amarillo y nos conecta con el fuego, nos libera de los sentimientos de vergüenza por cosas que hacemos. Cuando llegue el coraje debes controlarlo ¡Tú puedes!

El segundo es el estanque de energía anaranjado y nos conecta con el agua, nos libera de los sentimientos de culpa o coraje.

El primero es el estanque de energía rojo, nos conecta con la tierra y nos libera de los sentimientos de miedos en nuestra vida.

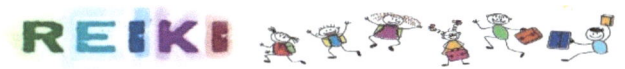

Los Símbolos

CHO KU REI

Es la llave que prende la energía

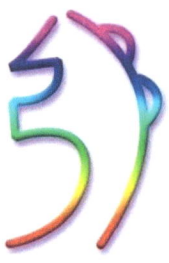

SEI HEI KI

Es el dragón que se come los corajes, enfados y tristezas.

HON SHA ZE SHO NEN

Es la antena con la que podemos enviar Reiki a distancia

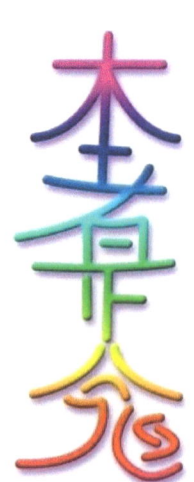

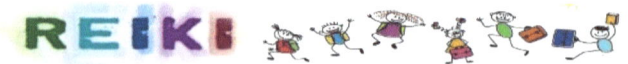

Práctica de los Símbolos

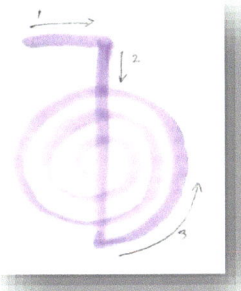

CHO KU REI

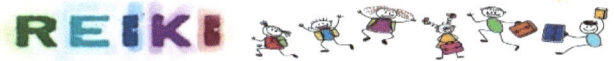

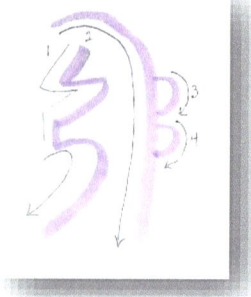

SEI HEI KI

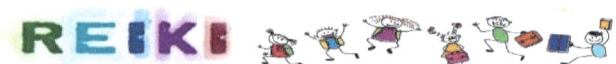

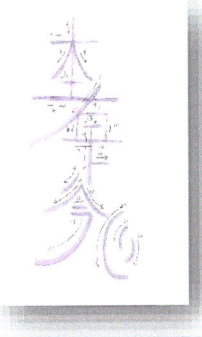

HON SHA ZE SHO NEN

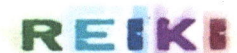
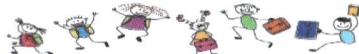

52

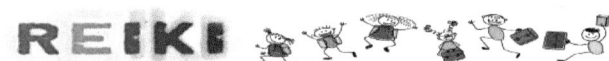

POSICIONES DE LAS MANOS

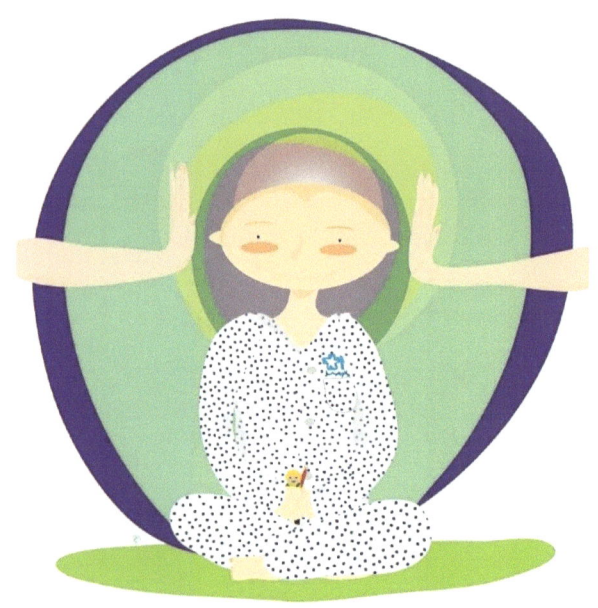

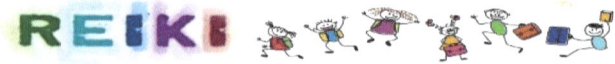

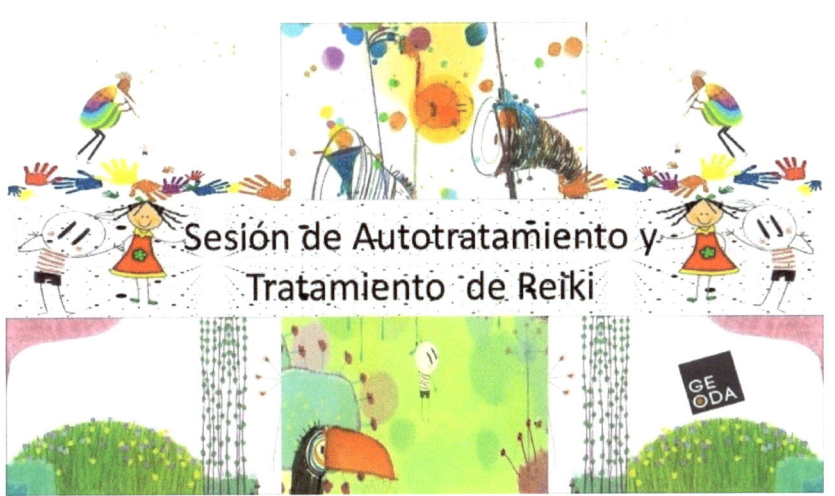

Sesión de Autotratamiento y Tratamiento de Reiki

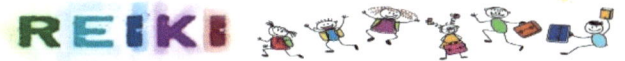

Posición Gassho

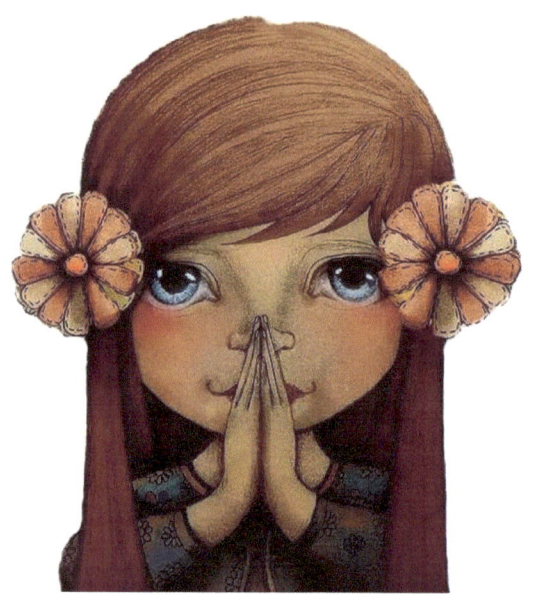

Su significado japonés es "Las palmas de las manos juntas" o "Dos manos que se juntan". Se utiliza para un saludo, para pedir o dar gracias. Cada vez que juntas tus manos, te sientes alegre y encuentras tranquilidad.

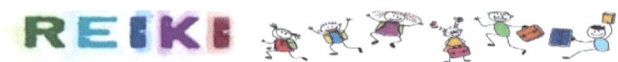

Autotratamiento

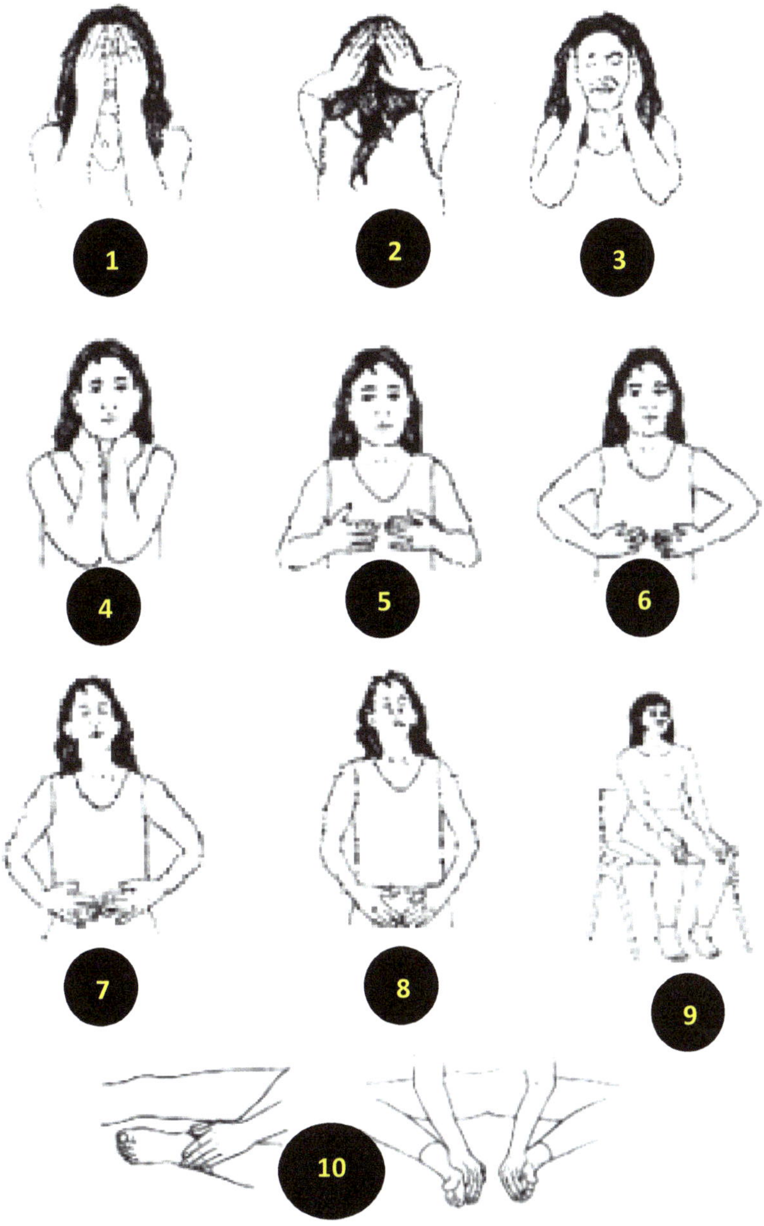

Estas son las posiciones que harás en un autotratamiento para ti...

Posición 1: Manos a cada lado de la nariz

Posición 2: Manos encima de la cabeza

Posición 3: Manos encima de las orejas

Posición 4: Manos en el cuello o garganta

Posición 5: Manos en el corazón

Posición 6: Manos en la boca del estomago

Posición 7: Manos abajo del ombligo

Posición 8: Manos sobre la parte privada

Posición 9: Manos en las rodillas

Posición 10: manos en las plantas de los pies o una mano sobre el pie y otra debajo.

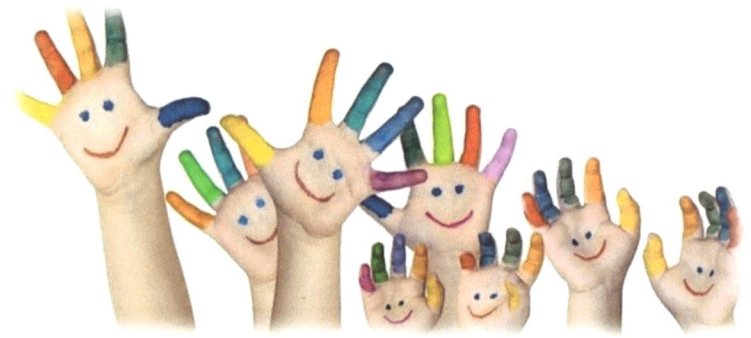

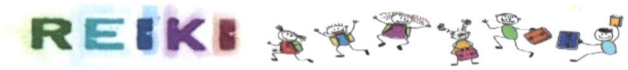

Puntos importantes antes del Tratamiento a otra persona

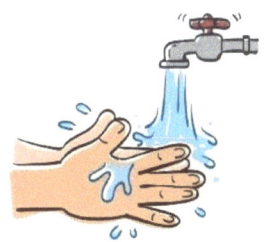

Nos lavamos las manos antes y después de cada sesión.

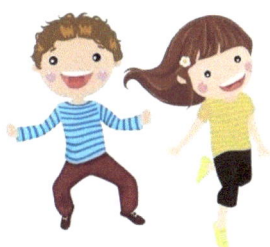

Debemos estar limpios.

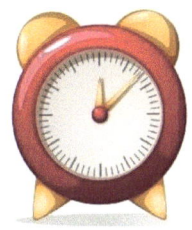

No podemos tener prisa.

No podemos tener nada de prendas que tengan metal ni el paciente tampoco.

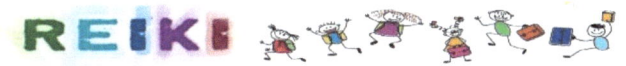

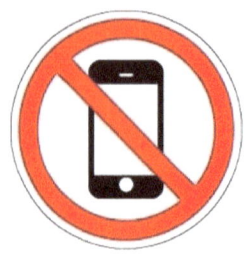 El celular del paciente debe estar apagado o en silencio.

Al termina, el paciente debe beber agua, darás una botella de agua siempre.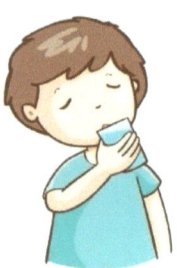

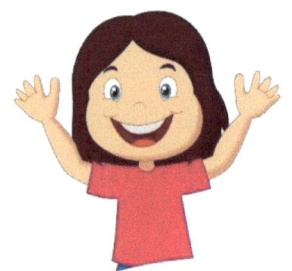 Tendrás siempre una hermosa sonrisa.

Si te sientes enfermo no darás el Reiki y le explicarás al paciente.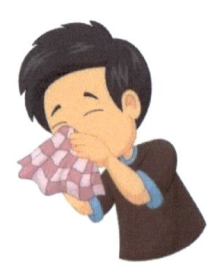

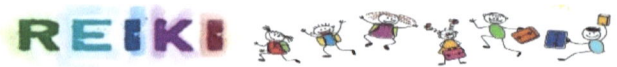

Tratamiento a otra persona

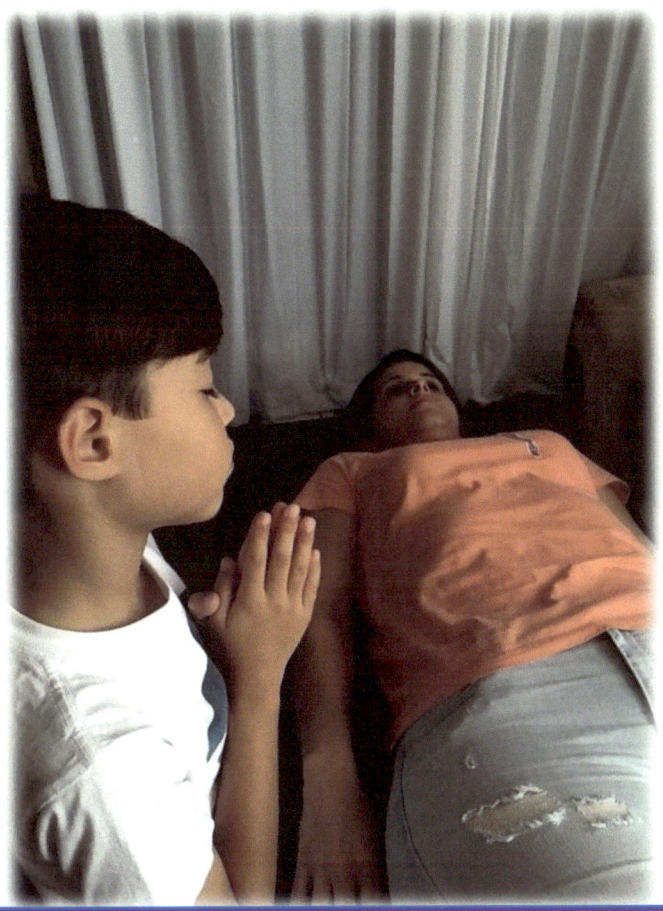

Sólo deberás estar descalzo. Es aconsejable quitarse todas las prendas: reloj, pulseras, el cinturón todo lo que tengas de metal.

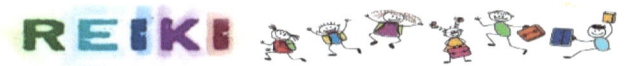

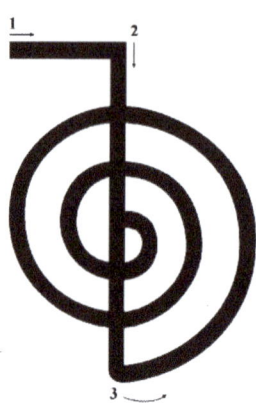

Juntamos tus manos cerca del Corazón, en posición Gassho, y hacemos una oración hermosa en nuestra mente. Pintamos en el aire un gran símbolo Cho Ku Rei.

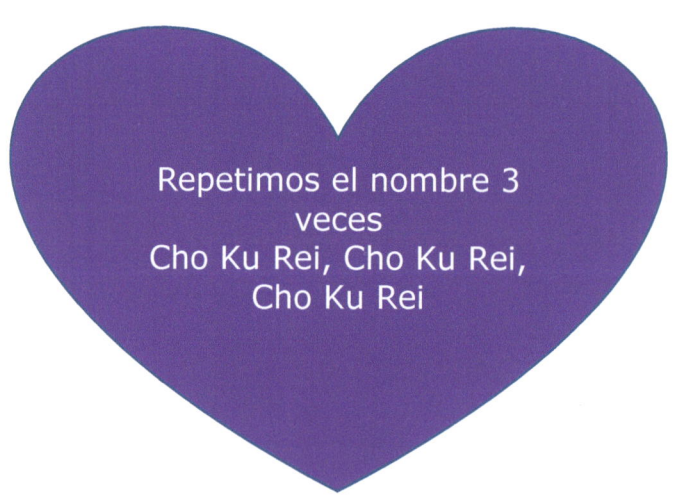

Repetimos el nombre 3 veces
Cho Ku Rei, Cho Ku Rei, Cho Ku Rei

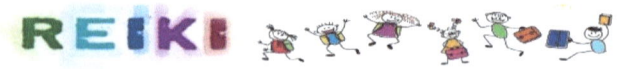

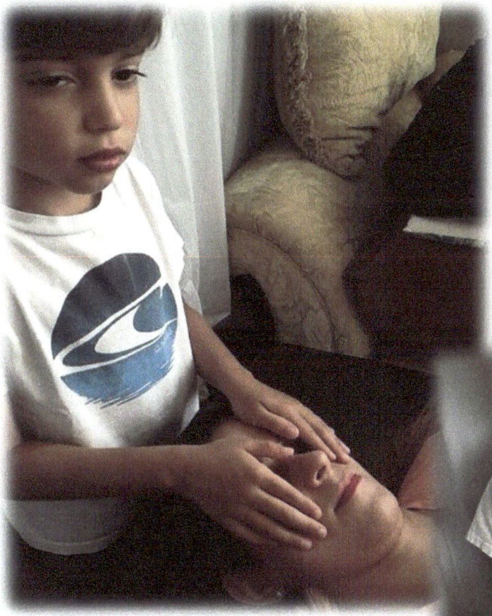

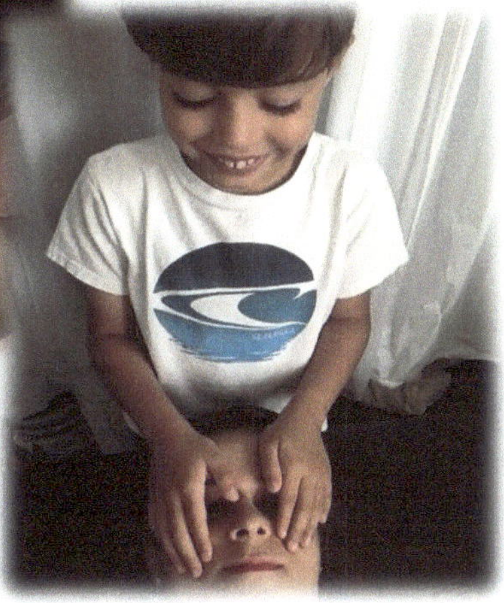

PRIMERA POSICIÓN:

MANOS TAPANDO LOS OJOS

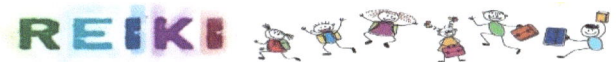

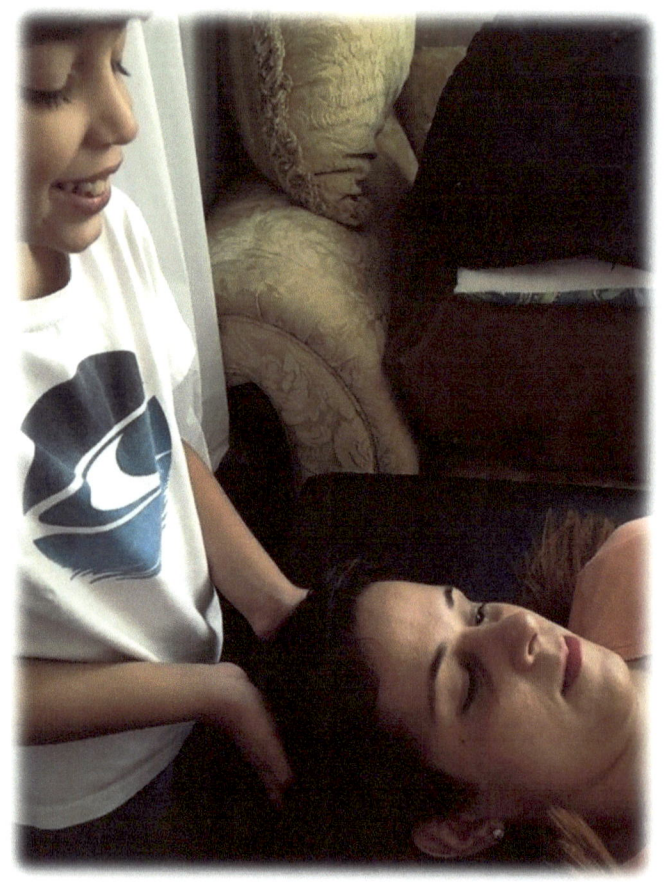

SEGUNDA POSICIÓN:

MANOS SOBRE LA CABEZA

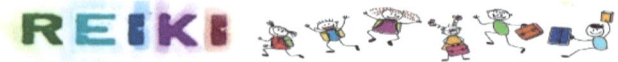

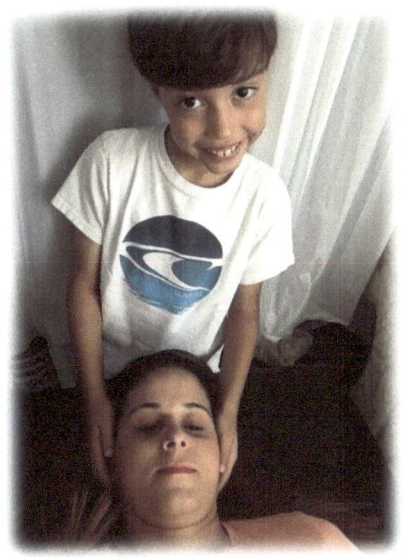

TERCERA POSICIÓN:
MANOS SOBRE LOS OÍDOS

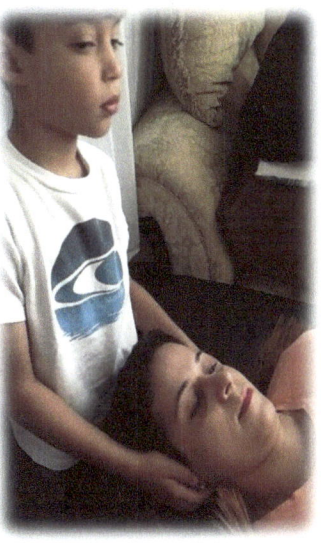

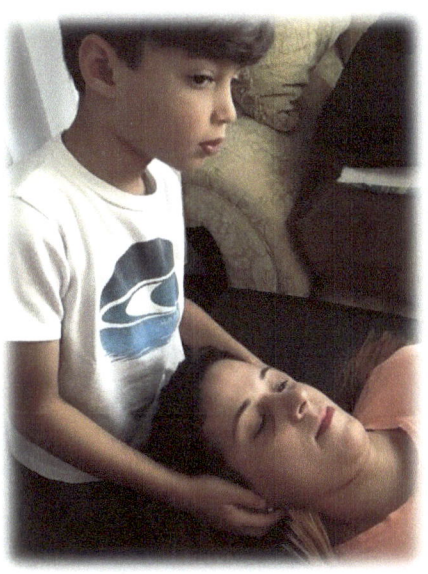

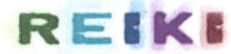 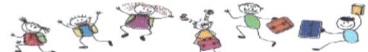

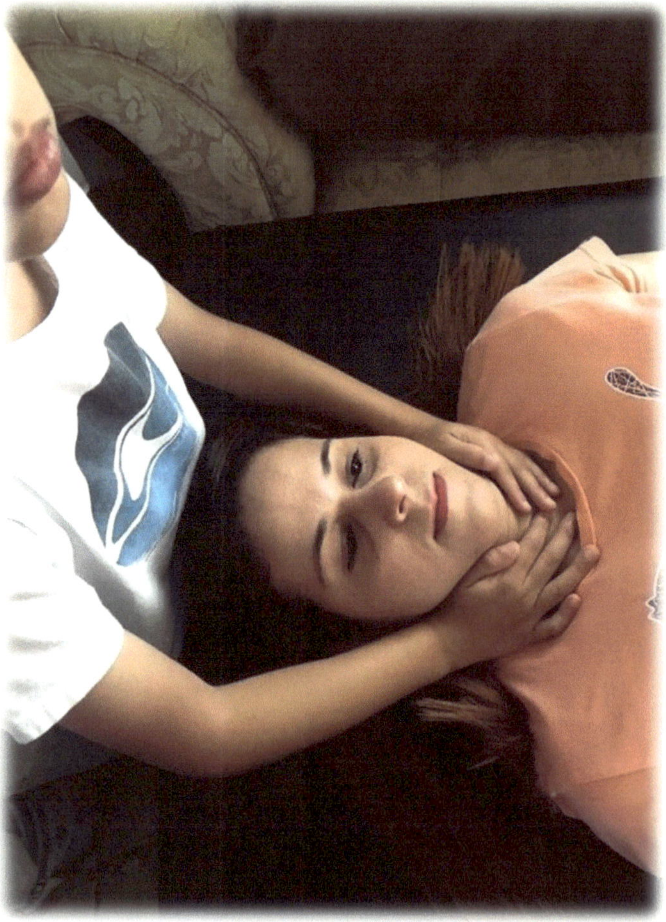

CUARTA POSICIÓN:

MANOS ABRAZANDO EL CUELLO

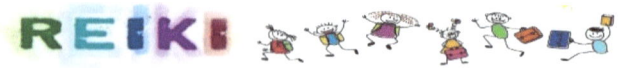

Nunca tocamos a las personas en sus partes privadas...

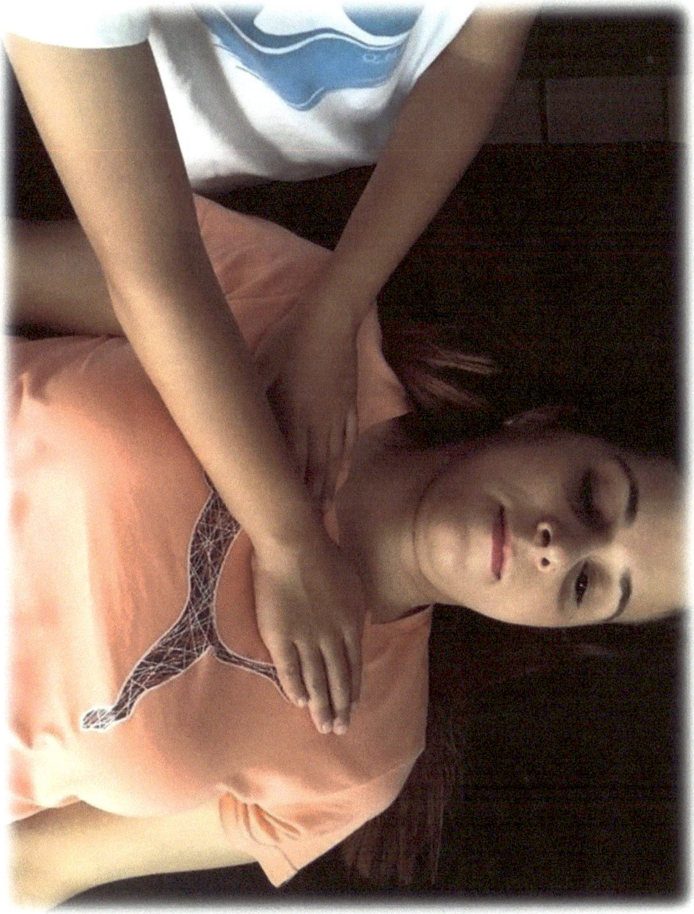

QUINTA POSICIÓN:

MANOS EN EL CORAZÓN

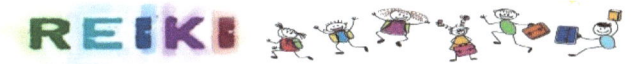

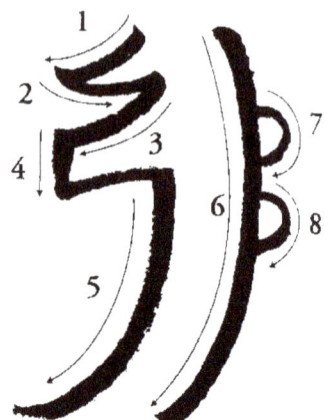

Repetimos el nombre 3 veces
Sei he kei,
Sei he kei,
Sei he kei

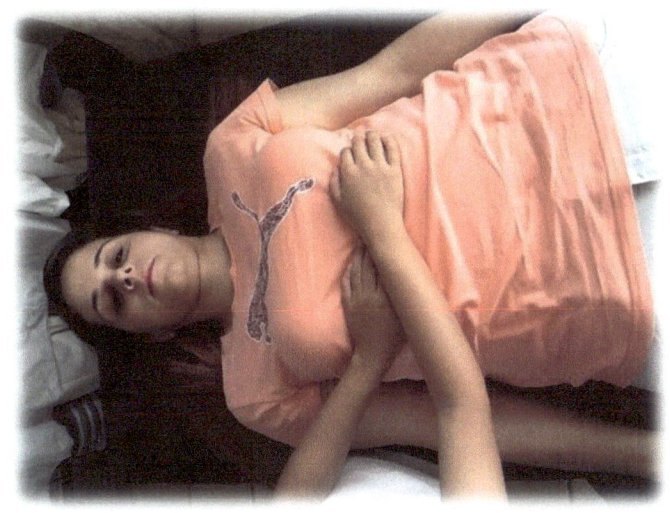

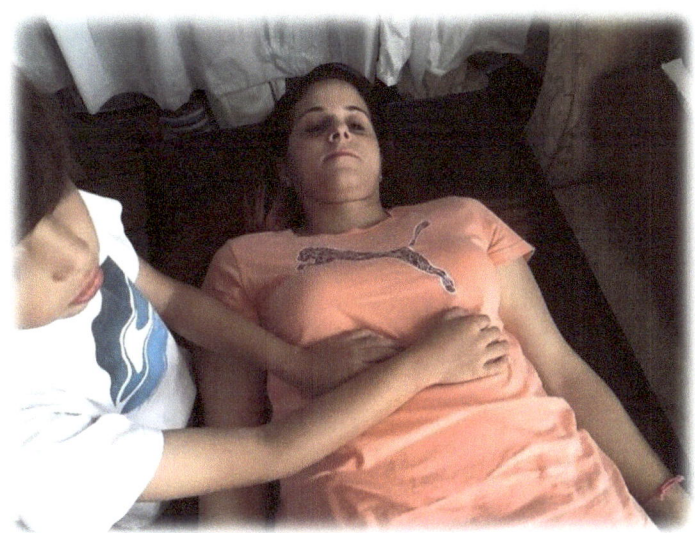

SEXTA POSICIÓN:

MANOS APOYADAS DEBAJO DEL PECHO

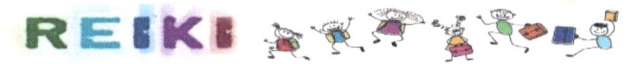

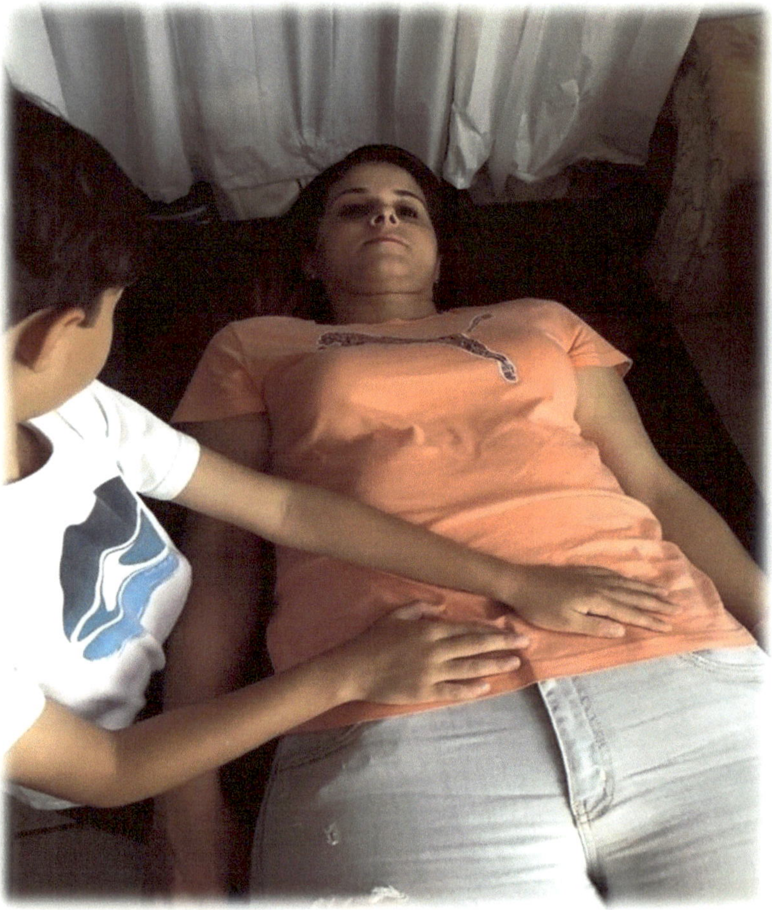

SEPTIMA POSICIÓN:

MANOS APOYADAS SOBRE EL ABDOMEN

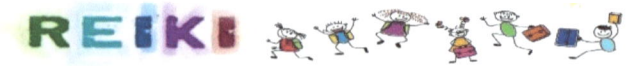

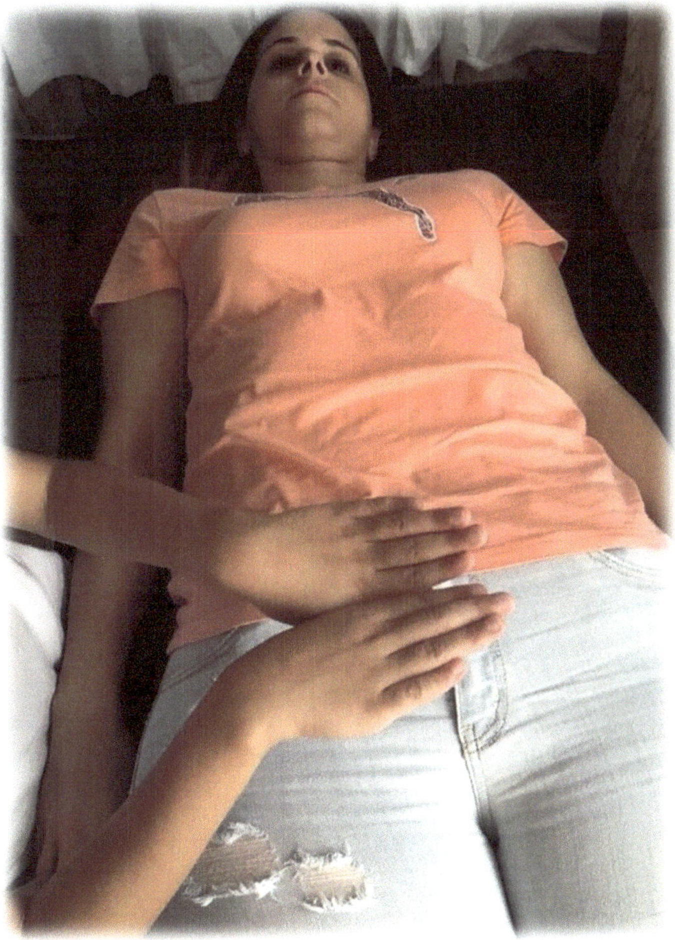

OCTAVA POSICIÓN:

MANOS EN EL AIRE SOBRE LAS PARTES PRIVADAS

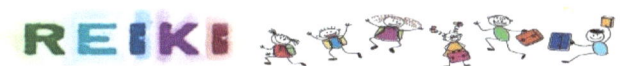

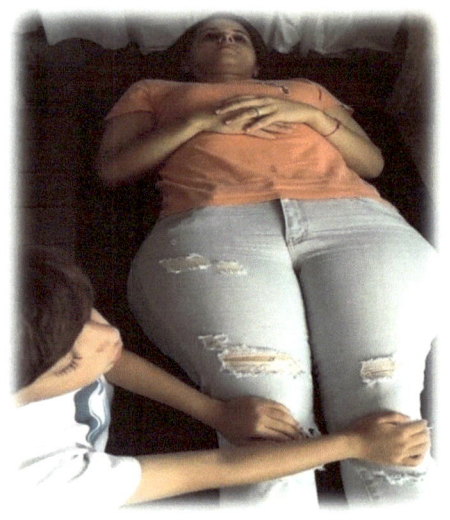

NOVENA POSICIÓN:

MANOS SOBRE LAS RODILLAS

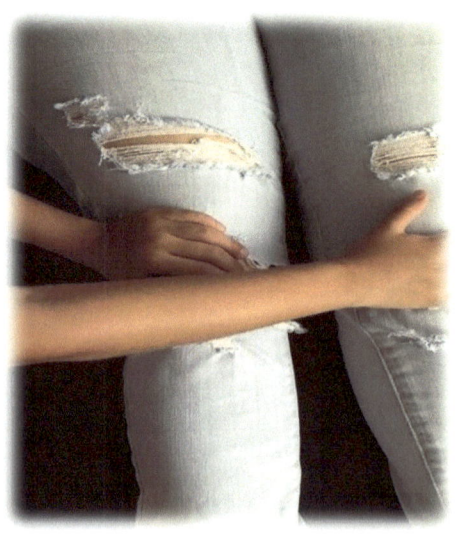

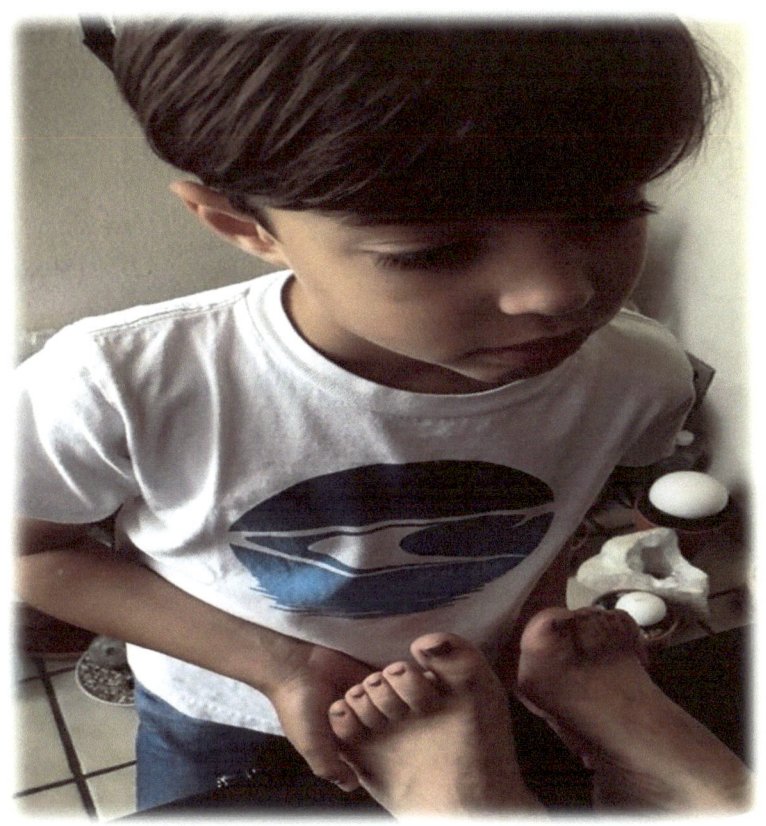

DÉCIMA POSICIÓN:

MANOS EN LA PLANTA DE LOS PIES

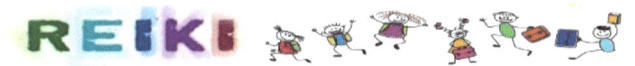

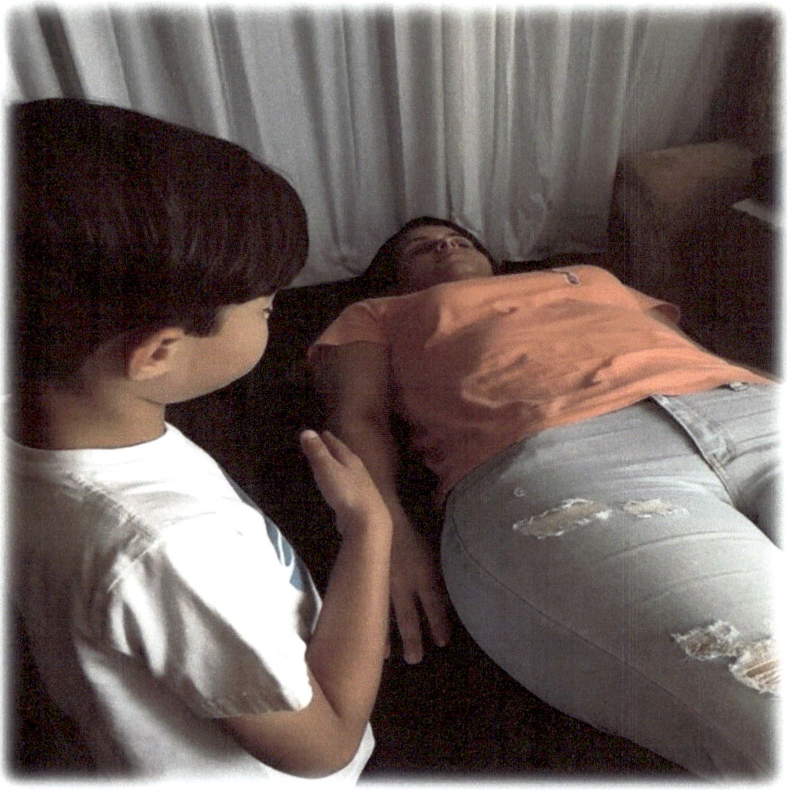

Das un corte con la mano frente a tu cuerpo, como si hicieras Karate.

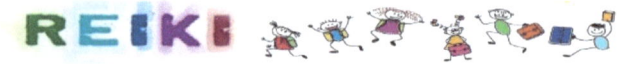

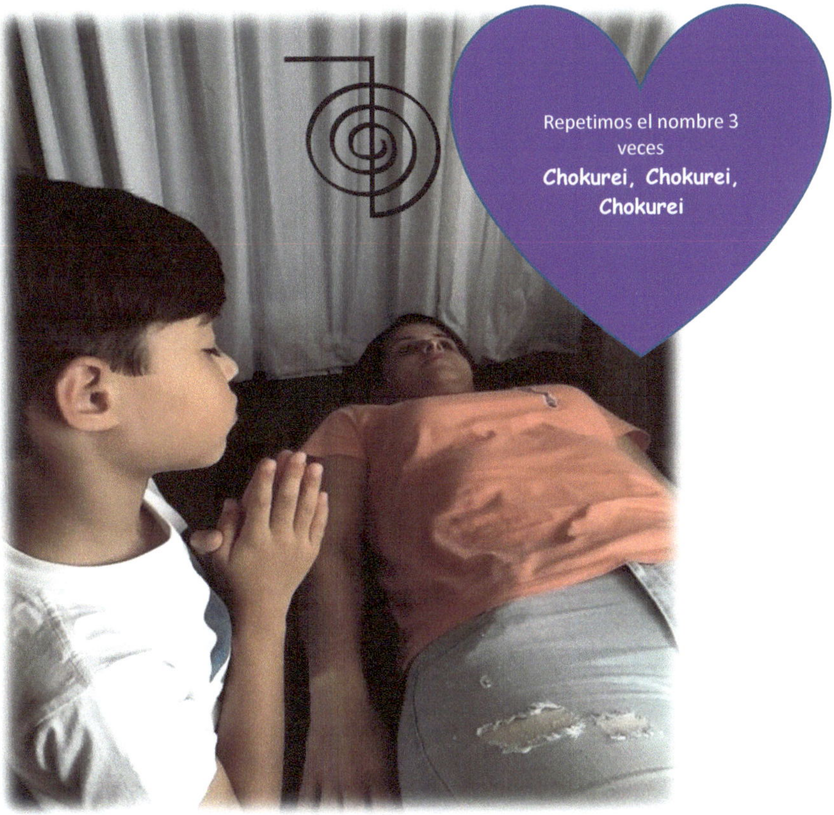

Repetimos el nombre 3 veces
Chokurei, Chokurei, Chokurei

Juntamos las manos cerca del Corazón y damos gracias. Pintamos en el aire un gran símbolo Cho Ku Rei.

Ver en Youtube:

https://www.youtube.com/watch?v=KkUbdCfOEvY

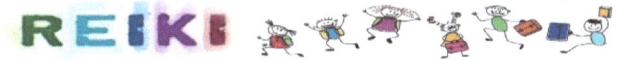

No tan solo podrán dar Reiki a otras personas, también a sus mascotas y plantas.

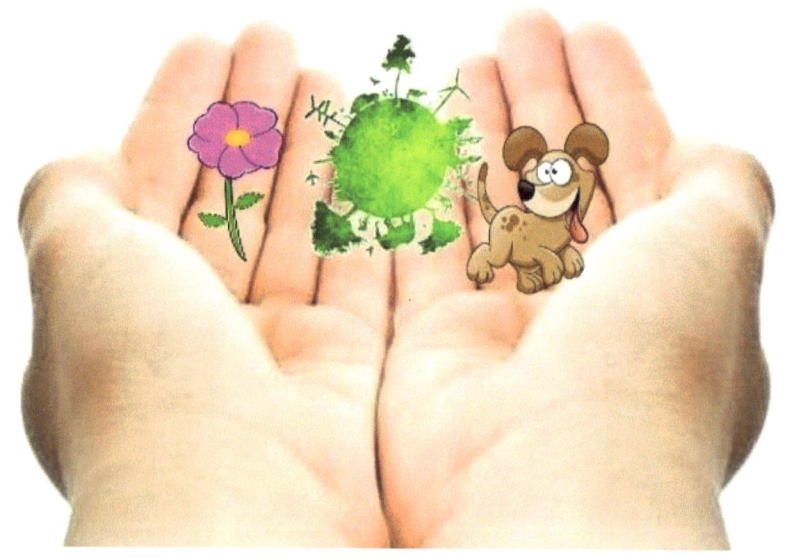

Reiki a Distancia

Es super divertido te voy a explicar...

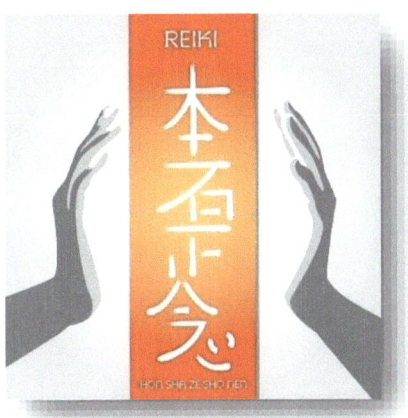

HON SHA ZE SHO NEN

Nos imaginamos el símbolo de antena dibujado en las palmas de nuestras manos, después piensa que la persona, animal o planta esta entre tus manos y cierras los ojos. Imagínate colocando unas burbujas de colores en cada posición de su cuerpo que explotan cuando tocan el cuerpo, dejando todos tus buenos deseos de amor y buena salud.

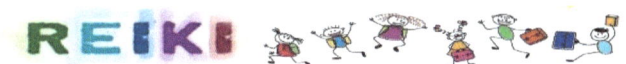

Es como si estuviera frente de ti... es divertido cómo nuestra mente en abrazo con el corazón puede enviar sanación y felicidad a persona que está lejos. Es hermoso saber que tú puedes ayudar a cualquier persona del mundo, al igual animalitos... Es una experiencia especial y única que está llena de mucho AMOR.

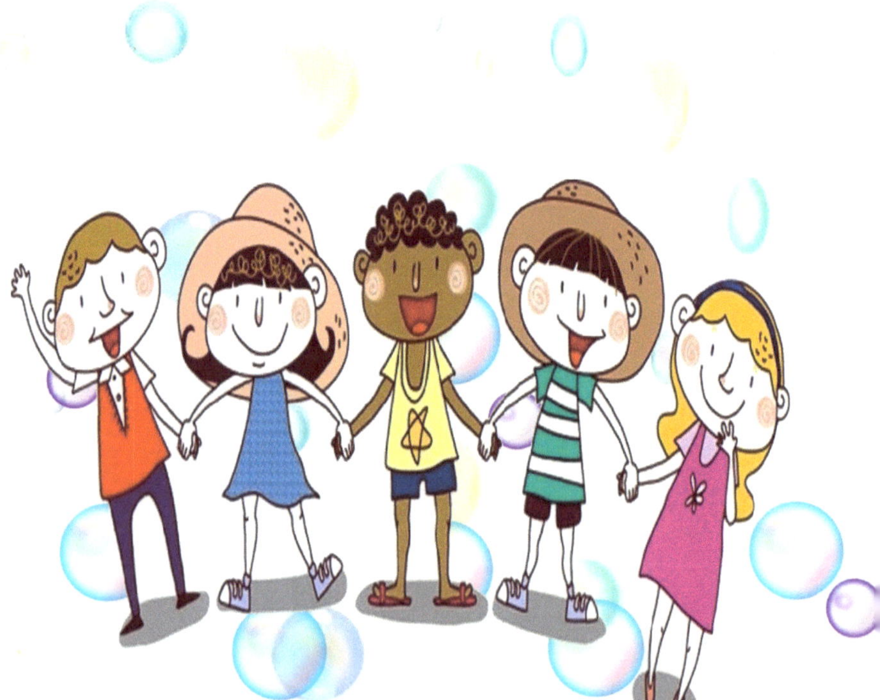

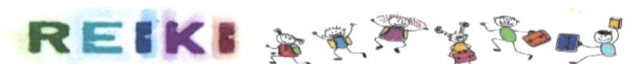

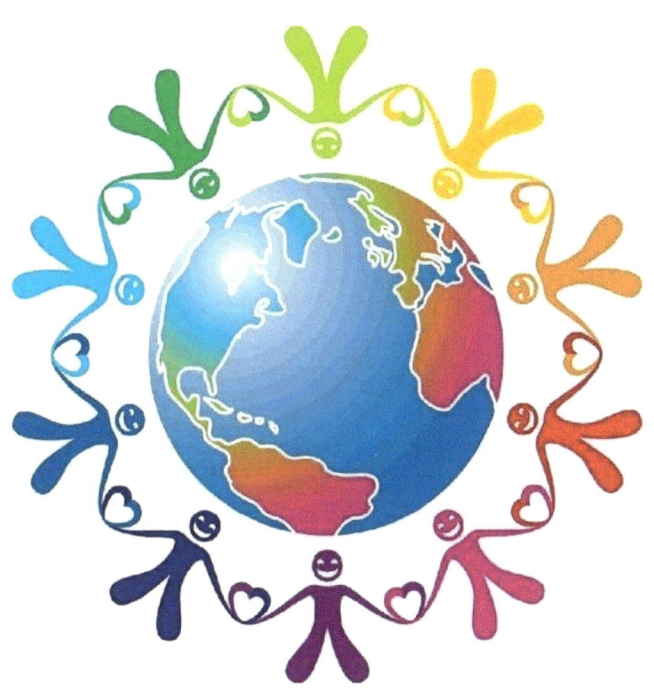

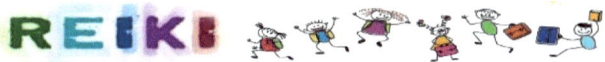

Comprobación de Conocimientos Nivel I y Nivel II

Esta comprobación no es una competencia. No tienes por qué sentirte presionado, tú mismo lo vas a corregir y sabrás qué debes seguir repasando, si fuera el caso. Sé fiel a tus cinco (5) principios, no te engañes a ti mismo.

PARTE I

1. Mikao Usui fue:

    A. Sacerdote Hindú
    B. Medico chino
    C. Redescubridor del **Reiki**

2. Los Principios del Reiki:

    A. Son algo histórico
    B. Son leyes japonesas
    C. Son normas de Reiki

3. La práctica de Reiki:

    A. Es algo completamente religioso
    B. No tiene que ver con ninguna religión
    C. Es para los que no tienen creencias

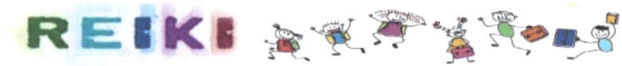

4. En el primer nivel de **Reiki**, aprendimos que:

   A. Son 4 chacras
   B. Son 17 chacras
   C. Son 7 chacras

5. Cuantos símbolos aprendimos:

   A. dos
   B. cuatro
   C. tres

6. ¿Quienes pueden recibir **Reiki**?

   A. Solo adultos, animales
   B. Solo enfermos crónicos.
   C. Niños, adultos, plantas, animales...

7. ¿Quienes pueden dar **Reiki**?

   A. Solo mujeres adultas
   B. Solo los adultos con más frecuencia.
   C. Todos pueden dar **Reiki**

8. En el Reiki:

   A. Ponemos las manos
   B. Damos masajes
   C. Ponemos las manos y damos masajes

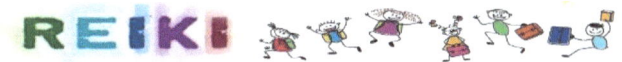

9. Menciona los Principios del **Reiki**:

1. _____

2. _____

3. _____

4. _____

5. _____

6. _____

10. Menciona cuatro posiciones de autotratamiento

1. _____

2. _____

3. _____

4. _____

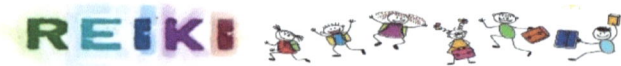

PARTE II

1. ¿Qué es Reiki?

   A. Fuerza Universal
   B. Energía Universal
   C. Poder Universal

2. Cuando damos un tratamiento de Reiki:

   A. Debemos lavarnos las manos
   B. Quitarnos todo lo de metal
   C. Todas las anteriores

3. Luego de terminar este curso estamos:

   A. preparados para dar Reiki a otros
   B. preparados para dar a animales y plantas
   C. preparados para dar a todos ser vivo...

4. Cuando damos Reiki funciona mejor si las personas son:

   A. Familiares
   B. Desconocidos
   C. No importa

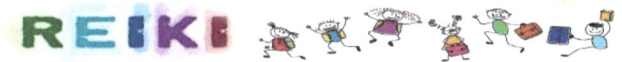

De encontrar alguna respuesta incorrecta, no te preocupes, solo vuelve y repasa el material. Pasa a la página 96 para verificar las contestaciones.

FELICITACIONES

Has terminado la lectura y práctica del Nivel I/II

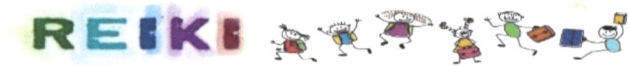

Sensaciones para discutir con tu Sensei

A continuación, puedes escribir todas las sensaciones que experimentes a través de las diferentes prácticas, así como también los puntos importantes que quieras mencionarle a tu Sensei.

_____
_____
_____
_____
_____
_____
_____
_____
_____
_____
_____
_____
_____
_____
_____
_____
_____
_____
_____
_____

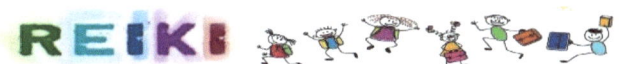

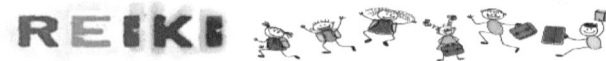

Iniciación de Reiki para Niños

La iniciación que recibirás te llenará de Energía Universal. En esta iniciación realizada por tu Sensei, se activará la energía en las palmas de tus manos, haciendo que la puedas sentir y utilizar. Luego, podrás practicar Reiki para ti mismo, a tus amigos, familiares, mascotas, plantas y más.

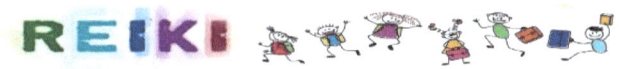

Arteterapia

¿Te gustan los colores? Pues quiero contarte su secreto. Cada uno tiene una magia particular que te ayuda a tranquilizar, relajar tu cuerpo y tu mente. Mediante los colores, las formas y los dibujos puedes expresar todo lo que sientes y de la forma que quieras hacerlo. Deja que salga toda tu creatividad y que tus manos pinten con cualquier color.

Blanco	Pureza, Limpieza, Inocencia y Frescura
Rojo	Fuerza, Amor, Valor
Naranja	Creatividad, Ánimo, Éxito
Amarillo	Energía, Felicidad, Diversión
Verde	Naturaleza, Crecimiento, Esperanza
Azul	Verdad, Armonía, Libertad
Violeta	Calma, Nobleza, Inteligencia
Rosa	Dulzura, Delicadeza, Amistad
Gris	Paz, empeño
Negro	Silencio, Poder

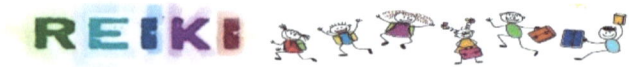

La pintura es arte y puedes utilizar diferentes materiales y colores para expresarte y crear lo que tú quieras.

Ahora estás preparado para utilizar la Energía Universal con el propósito de ayudarte a ti mismo y a quienes más lo necesitan. En este camino encontrarás muchas cosas que llenarán tu vida de una magia colorida y sanadora.

Disfruta pintando estos mándalas y luego regálaselos a las personas que tú quieras.

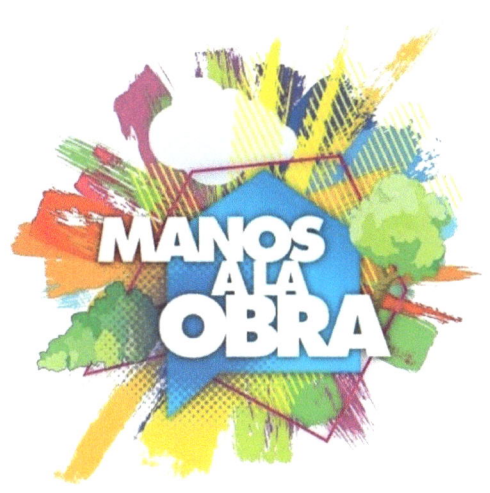

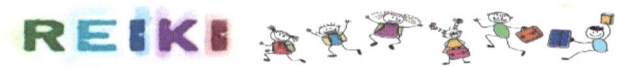

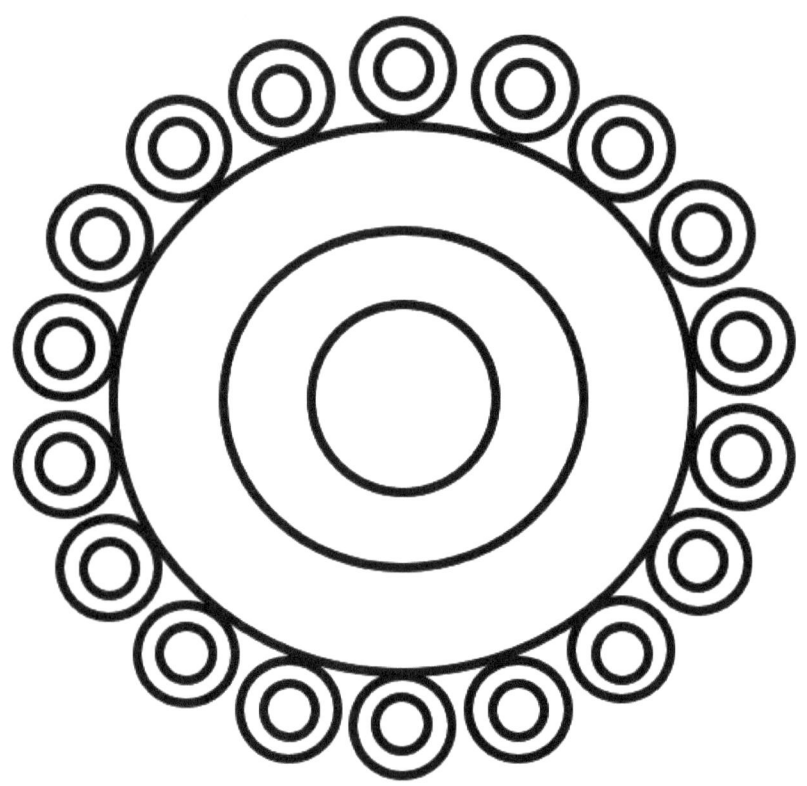
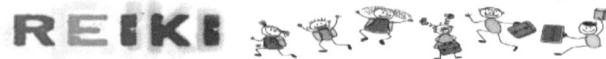

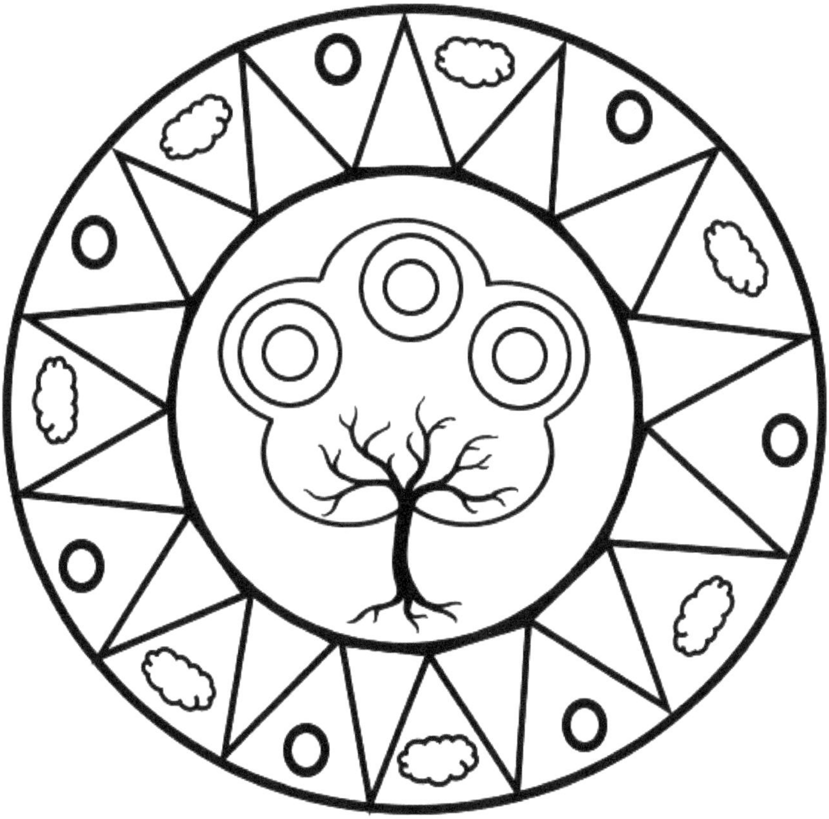

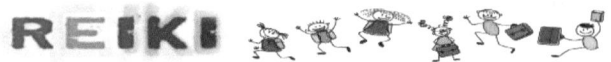

Amor a la Madre Tierra

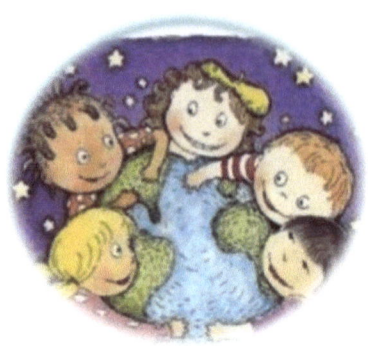

Es importante hacer un compromiso de AMOR por nuestro planeta, es momento de enseñar a los adultos a que amen, respeten y conserven la Madre Tierra. Ellos se han olvidado que es nuestro hogar...

Es necesario que los adultos adquieran hábitos positivos en lo que se refiere a la naturaleza...

¡VAMOS A ENSEÑARLOS!

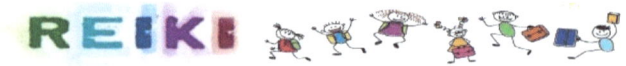

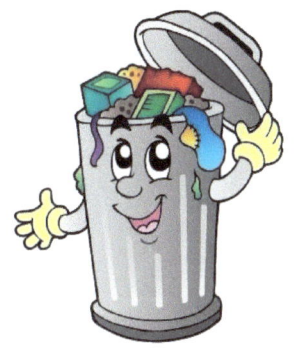 No ensuciar ni contaminar los ríos, lagos, embalses, campos, montañas... No echar basura al suelo.

Utilizar el agua con moderación, tanto en la hora del baño, o de lavar las manos, el carro etc.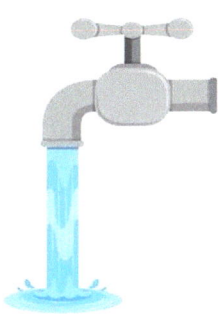

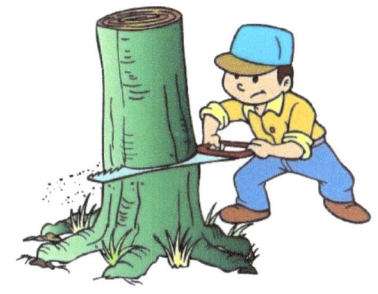 No hacer daño a los árboles, ni a los animales.

Reciclar y reutilizar lo que ya no nos sirve, en lugar de desechar

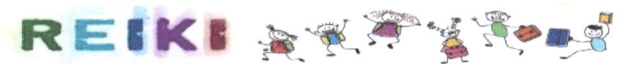

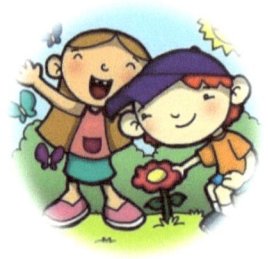 Tener respeto y contacto con la naturaleza, para conocer sus cualidades.

Plantar, sembrar, irrigar y cuidar de la tierra.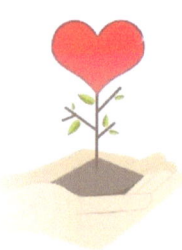

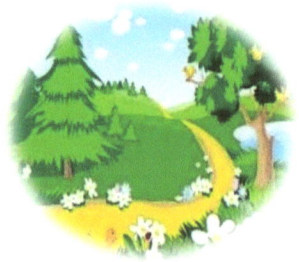 Visitar bosques, granjas, jardines botánicos...

Es muy importante que, desde ahora, comencemos a cuidar con amor la naturaleza porque tenemos que enseñar apreciar el mundo natural y a actuar para contribuir a su cuidado y preservación.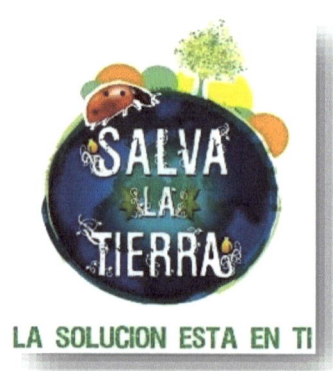

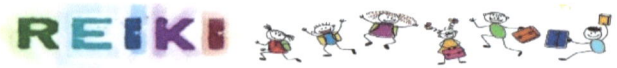

Cuando quieras conocer un árbol, mira lo que te enseña, pero míralo atentamente: podrás ver su riqueza: su despertar en primavera, sus frutos en el verano, su color dorado en el otoño y su resistencia en el invierno.

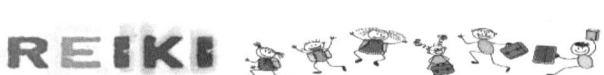

Has terminado la lectura y práctica del Módulo I. Es momento de que compruebes tus conocimientos

PARTE I

1. C **5.** C
2. C **6.** C
3. B **7.** C
4. C **8.** A

9.
  1. Solo por hoy
  2. No te enfades
  3. No te preocupes
  4. Honra tus padres y maestros
  5. Trabaja diligente y horadamente
  6. Se agradecido y amable con todo ser vivo

10.
  1. Manos tapando los ojos o garganta, pies
  2. Manos sobre abdomen o pelvis, pecho
  3. Manos sobre la cabeza o nuca, rodilla
  4. Manos sobre las orejas

PARTE II

1. B
2. C
3. C
4. C

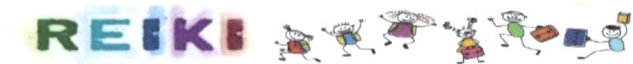

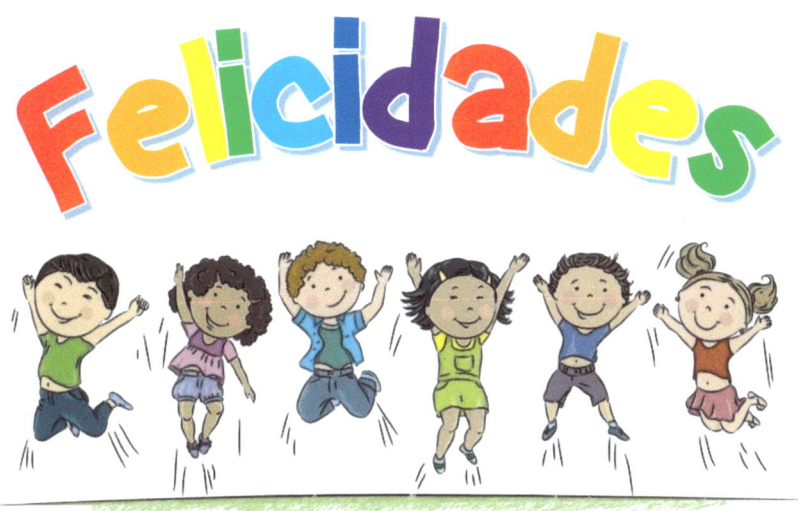

Sé que todo estuvo divertido, ahora estás preparado para ayudar a muchas personas, animales y plantas. Es momento de celebrar, sin olvidarnos que mientras más practiques, más burbujas de sanación cubrirán el mundo entero.

Recibirás un certificado de Reiki para Niños Nivel I y II

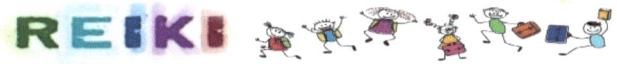

'98

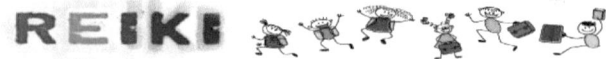

www.ingramcontent.com/pod-product-compliance
Lightning Source LLC
Chambersburg PA
CBHW040222220526
45473CB00001B/82